AF384478

L'AMI
DES MALADES

DE LA CAMPAGNE,

OU

Indication de différens remèdes simples, peu coûteux et faciles à administrer, pour guérir les maladies les plus communes dans la campagne ;

ON Y A JOINT

La manière de construire un repoussoir, ou bouton élastique pour contenir les hernies ou descentes, plus simple, plus commode et moins cher que les bandages ordinaires, et la recette des cataplasmes qui font rentrer promptement celles qui sont échappées avec gonflement et durcissement.

PAR POINSOT, Auteur de l'*Ami des Jardiniers.*

———————

A PARIS,

Chez LEVRAULT, SCHOELL et Comp.ie, Libraires, rue de Seine St.-Germain, N.o 1395.

AN XII—1804.

OBSERVATIONS.

Presque toutes nos Maladies ou incommodités nous arrivent par nôtre faute, lorsque nôtre tempérament est naturellement bon ; nous allons, pour ainsi dire, au devant d'elles, par nos excès, nôtre inconduite, nôtre intempérance, et nous les invitons, en quelque sorte, à venir nous visiter. On dit communément qu'elles viennent en poste et s'en retournent à pied ; cette façon de parler figurée est très vraie, puisqu'après avoir gagné une Maladie par nôtre imprudence, nous faisons souvent tout ce qu'il faut pour ne pas guérir, en suivant un mauvais régime, en prenant des remèdes contraires, ou en nous confiant à des Medecins ignorans ou avides, même à des Charlatans, dont nous suivons plûtôt les conseils, que ceux des Docteurs éclairés.

S'il est une classe d'hommes privilégiée, en quelque sorte, pour les Maladies, c'est celle du peuple des campagnes ; forcé par le travail excessif, la mauvaise nourriture, un logement

mal sain, je dirai même la malpropreté, le be=
soin de linge et d'habits, à s'exposer continuel=
lement à perdre la santé, il ne guérit souvent
que par la force de son tempérament; et s'il est
faible, le Malade succombe presque toûjours,
à moins qu'il ne soit secouru par une personne
intelligente et désinteressée.

En général un Paysan, qui tombe malade,
avale avec avidité, tout ce qui lui est contraire;
il boit du vin et de l'eau de vie dans une Mala=
die inflammatoire; il mange de la viande dans
une fièvre putride; au lieu d'observer un régime
et une diète sevères, il essaiera de tout ce qu'il
pourra se procurer, pour exciter son appétit,
qui reviendrait naturellement, en buvant tout
simplement de l'eau pannée, et de la tisanne
d'orge ou de chiendent.

D'un autre côté il est assailli par toutes les
bonnes femmes du village, dont pas une ne s'ac=
corde à lui indiquer le même remède ou le même
régime. Chacune veut avoir le privilège de le
guérir, en lui vantant sa recette, et lui citant les
cures merveilleuses qu'elle a opérées, peut être
dans une Maladie toute différente; ensorte que
le pauvre Malade balotté entre vingt commeres,
dont il suit successivement les conseils, gagne
enfin une Maladie grâve qu'il traîne pendant

plusieurs mois, ou qui le fait mourir, tandis qu'il pouvait se guérir en quelques jours.

Dieu me préserve de parler mal des Médecins! Je respecte infiniment cet art, lorsqu'il est employé par des personnes éclairées et sensibles; mais je puis dire qu'un Médecin ou Chirurgien ignorant et avide, est un fléau pour le Peuple. J'en ai vû, qui n'avaient, pour ainsi parler, que des selles à tous chevaux, qu'ils appliquaient indistinctement aux Maladies les plus opposées, et qui ne manquaient jamais de commencer par saigner et purger.

Je n'en dirai pas davantage, et je ne me vanterai pas d'être un Docteur éclairé, puisque je n'ai point étudié la Médecine; mais dans les vingt six années pendant lesquelles j'ai rempli les fonctions du Ministère, j'ai eu souvent occasion de voir des Malades et de leur être utile, en suivant les leçons que j'avais reçues dans ma jeunesse, d'une mere respectable, que je me fais un devoir de citer, dans ce petit recueil, comme ayant rendu les plus grands services à la classe la plus pauvre du Peuple, avec le plus généreux désintéressement.

C'est donc aujourd'hui à ce même Peuple, que j'offre les différentes recettes que j'ai vû employer, et que j'ai administrés, moi même, avec le plus grand succès. Mais je préviens qu'elles doivent être, la pluspart, accompagnées des précautions et du régime convenables, sans lesquels elles deviendraient inutiles. Si un hy= dropique, dont la maladie vient de l'excès du vin, continue à s'envyrer, il retombera bientôt, et son hydropisie deviendra incurable. Si une personne blessée grièvement à la jambe, boit du vin, de l'eau de vie, mange avec excès et marche beaucoup, il sera impossible de détruire l'inflammation qu'elle y entretiendra continuelle= ment, et ainsi du reste.

Je ne réponds donc de mes recettes, qu'en suivant les conseils dont je les accompagnerai, pour favoriser leur application; si des personnes plus éclairées et plus instruites par l'expérience, en connaissent de meilleures, ou les savent aussi bien que moi, je n'en serai point jaloux, puisque je n'ai d'autre but que de faire tout le bien qui dépend de moi, sans vouloir empêcher les autres d'exercer leurs talens.

Des fièvres règlées.

On peut dire qu'une fièvre réglée, c'est à dire celle, qui, sans accompagner une autre Maladie, revient régulièrement tous les jours à certaine heure, ou le second, le troisième, le quatrième jour, est un bienfait de la nature, qui sauve celui qu'elle attaque, d'une Maladie plus grave, et, peut être, mortelle.

La plus grande faute que l'on peut donc faire, quand on est attaqué d'une fièvre règlée, est de chercher à la faire passer dès les premiers jours où elle est décidément caractérisée ; il faut au contraire lui donner le tems de détruire, de ron= ger, pour ainsi dire, le vice qui lui a donné lieu, avant de la chasser de nôtre corps, puisqu'elle vient le nettoyer.

On appelle communément ces fièvres, *trem= blantes*, parce que leur attaque est précédée d'un frisson, qui saisit le malade à un heure marquée, en avançant ou retardant, après un certain tems ; je suis persuadé que ce change= ment du moment du frisson, est l'époque où l'on peut prendre les précautions convenables pour se débarasser entièrement.

Dès les premiers jours où l'on se sera assûré de la qualité de la fièvre dont on est attaqué, si c'est bien décidément une fièvre intermittente commençant par un frisson suivi de chaleur, il faut observer le régime suivant:

On cessera entièrement l'usage de la viande de boucherie, même des oeufs. La soupe sera du bouillon aux herbes, avec peu de pain. On ne mangera que des légumes accomodés le plus simplement possible, presque sans beurre. La boisson sera de la tisanne d'orge ou de chien= dent, avec un peu de miel. On se permettra tout au plus de manger un peu de poisson grillé, et non frit.

En suivant ce régime, qui n'empêche pas qu'on ne mange quelques fruits bien mûrs, tels que des Cérises, des Groseilles, des Pommes cuites, on peut se passer de se purger, mais il faut le continuer douze à quinze jours, et si la fièvre continue à revenir, sans aucune marque de changement, voici un remède assûré pour la détruire.

Prenez une bonne once du meilleur Kinkina en poudre.

Deux onces de Miel Vierge, qui n'ait pas

été chauffé, mais qui a coulé naturellement des rayons.

Mêlez ces deux substances dans une chopi= ne, ou *quartette* de bon vin rouge, qui est le meilleur pour cet usage, ou de bon vin blanc, à défaut de rouge, et après les avoir laissé in= fuser pendant vingt quatre heures, remuez bien la bouteille, et prenez en le premier tiers, une heure avant le moment du frisson ; le second tiers à la même époque de la reprise suivante, et ainsi du troisième tiers. Souvent on est guéri dès la première prise, si le Kinkina est bon.

Mais, comme je l'ai observé ci devant, si l'on emploiait trop tôt ce remède, et que l'on n'eut pas donné à la fièvre le tems de produire son effet, elle serait sujette à revenir, ou l'on pourrait avoir une autre Maladie. Il vaut donc mieux souffrir pendant une quinzaine de jours, que de prolonger le mal beaucoup plus longtems.

Une des raisons qui me fait avancer que la fièvre réglée est un bienfait de la nature, c'est qu'une personne qui en a été attaquée, est pré= servée pour très longtems de toute Maladie ; et moi même, je n'ai éprouvé aucune incommodité, depuis plus de vingt cinq ans que j'ai fait passer, avec ce remède, une fièvre quarte que j'ai laissé subsister pendant près de six semaines, à défaut de savoir la manière que je viens d'indiquer, de préparer le Kinkina; car j'en avais pris aupar=avant, plusieurs fois, en le partageant en huit prises, comme l'indique Mr. Tissot, mais sans vin, ni miel, et à des heures indifférentes.

On vante comme des remèdes excellens, con=tre les fièvres réglées, la Germandrée ou Petit=Chêne , la Gentiane, la Camomille, et autres Plantes; mais je n'en connais aucune qui pro=duise un aussi bon effet que celui que j'indique; la seule difficulté est de se procurer de bon Kinkina, et un bon Apothicaire ne peut s'y tromper.

Fluxion de Poitrine.

On reconnait la Fluxion de Poitrine, qui est une inflammation du Poulmon, à un frisson suivi de chaleur, et souvent, de retour de froid; à une douleur assez légère à l'un des côtés de la poitrine; à la nécessité d'être couché sur le dos, sans pouvoir se tenir sur l'un des côtés, ou du moins très rarement; à une toux quelque-fois accompagnée de crachats partie de sang, sou=vent de sang pur. On a mal à la tête, des rêve=ries, de l'inquiétude, un air étonné; la bouche et la peau sèches; les urines rouges et peu abon=dantes; on est altéré et l'on a des envies de vomir. Le Malade éprouve quelque fois une suffocation et une douleur qui lui font croire qu'il a un mal de gorge.

Lorsque ces symptomes, ou indications de cette Maladie, paraissent, si l'on donne au Ma=lade des remèdes échauffans, comme on le fait ordinairement dans les campagnes, il est pres=que perdu sans ressource.

La Saignée est bonne dans cette Maladie; il faut même la reitérer plusieurs fois, si la pre=mière et la seconde ne suffisent pas; donner des lavemens avec la décoction de feuilles de Mau=ves bouillies; faire boire de la tisanne d'orge et de sénecon; du lait d'Amandes et de graines de courge pilées, en y mêlant de l'eau et passant par un linge; mais toutes ces précautions, quoi=qu'excellentes, entraînent des longueurs pour guérir cette Maladie, qui peut devenir très dan=géreuse, surtout par la formation d'un Abcès dans le poulmon, qui peut faire mourir le Ma=lade, dans le moment où il crève, et où le pus se répand dans le poulmon.

Il faut donc tâcher de se procurer une quin=zaine d'Écrevisses vivantes, les concasser ou piler légèrement, seulement pour les empêcher de remuer, et les appliquer, sur le champ, entre deux linges sur la poitrine du Malade, les y laisser douze à quinze heures au plus; une nuit même est suffisante; elles pueront horriblement le lendemain; c'est pourquoi il faudra mettre plusieurs linges pardessus, pour que le Malade ne soit pas trop incommodé de leur odeur.

J'ai guéri par ce remède extrêmement simple, plusieurs Malades abandonnés des meilleurs Médecins, comme devant mourir dans quelques heures; la seule difficulté est de se procurer des Écrevisses dans certains pays, et en Hyver.

Je me garderai bien de chercher à faire croire que cette application des Écrevisses, soit l'unique remède que l'on doive employer; elle tire, à la vérité, le Malade du danger de la mort; mais comme son mal vient d'une inflammation du Poulmon, et d'un épaississement considérable du sang, il faut lui faire suivre un régime qui puisse rémédier à ces deux causes, savoir: les Lavemens, la Diète, les Bains de jambes dans l'eau tiède, les Tisannes et le lait d'Amandes; ne lui point laisser manger de viande, et surtout, ne point lui donner de remèdes échauffans, tel que la Thériaque, ou autres drogues extrêmement pernicieuses dans cette Maladie, qui ne demande que des calmans et des délayans. Il faut aussi qu'il se prive absolùment de vin, d'eau de vie et de toutes liqueurs fortes.

Si l'Abcès était formé dans le Poulmon, avant que l'on eut appliqué le remède dont j'ai parlé, ou s'il était impossible de se le procurer, et que le malade ne fût pas guéri ni soulagé, après quatorze jours; qu'il eut des sueurs sur la Poitrine, et surtout au visage; un mauvais goût dans la bouche; qu'il fût très altéré, qu'il eut la bouche et la langue sèches, et un dégout général; il faudrait disposer l'Abcès à se crever, en faisant respirer souvent au Malade, la vapeur ou fumée d'eau chaude, et lui faire prendre beaucoup de tisanne d'orge, de lait d'Amandes, de l'eau tiède et même du lait. Enfin, pour faire crever l'Abcès, il faudrait lui procurer quelque mouvement brusque, en le conduisant, par exemple, dans une voiture non suspendue, sur des pierres, ou le faisant trotter à cheval, si c'est en Été; ou, si l'on est dans une mauvaise saison, en le secouant, le faisant assoir rudement; en l'excitant à rire, à tousser fortement, etc.

Lorsque l'Abcès s'ouvre, plusieurs Malades ont un évanouissement; il suffit de leur mettre du vinaigre sous le nez, si l'ouverture de l'Abcès n'est pas mortelle, car alors tout serait inutile. Ensuite on fait prendre au Malades, pour toute nourriture, un peu de gruau d'orge, ou

de Ris cuit à l'eau, ou au lait, et passer à tra=
vers un linge clair. Il boira d'une infusion de
fleurs de sureau, que l'on passe de même, et
dans laquelle on délaie quelques cuillerées de
Miel. On peut lui faire prendre du lait de vache
fraîchement tiré; en un mot on ne lui donnera
aucune nourriture trop solide, et surtout, qui
soit échauffante.

De la Pleurésie.

La Pleurésie est aussi une inflammation du
Poulmon, qui ne diffère de la fluxion de Poi=
trine, dont nous venons de parler, que par une
douleur très vive que l'on sent sous les côtes,
et que l'on nomme vulgairement *Point de côté.*
Cette douleur redouble quand on tousse et quand
on retire l'haleine ; les malades délicats ont
même, dans ces cas, quelque fois des convul=
sions. L'on ne doit emploier, pour soulager
cette douleur, aucuns remèdes échauffans, même
à l'extérieur; ainsi l'application de l'avoine, du
sable fricassés avec du vinaigre, ne valent rien,
et l'on ne doit se servir que de cataplasmes
émoliens, tels que celui de mie de pain et de
lait, ou de Mauves bouillies, et appliqués l'un
et l'autre entre deux linges fins, ou de l'étoffe

de laine, qui laisse passer la vertu du cataplas=
me sur la chair, au lieu de l'enfermer dans une
vessie, comme le font quelques personnes.

Le traitement de la Pleurésie sera donc le mê=
me que celui de la Fluxion de poitrine, et l'on
emploiera les mêmes précautions et le remède
que j'ai indiqués à l'article précédent.

Du Rhumatisme.

Je ne parlerai pas des Rhumatismes, qui at=
taquent par une fièvre violente, avec inflamma=
tion, frisson, mal de tête, etc. Cette espèce se
guérit par la saignée, la tisane d'orge, de miel,
de vinaigre, et les lavemens.

Je veux parler du Rhumatisme, qui attaque
quelque partie du corps en la privant du mou=
vement, ou le rendant très douloureux et très
pénible, mais sans fièvre et sans maladie inté=
rieure.

Ce Rhumatisme vient de la transpiration ar=
rêtée après un travail excessif, en se réfroidis=
sant lorsqu'on est en sueur, ou en se couchant
dans un lieu frais et humide, sur la terre, à
l'ombre, etc. C'est ce qui arrive, surtout au tems
des foins et des moissons, ou des autres ouvra=
ges, qui font beaucoup suer, et dans lesquels

le Peuple ne prend aucune mesure pour se dé=
lasser , se mettant en chemise , à l'ombre ; se
couchant sur la terre, en se jettant sur un lit
sans couverture , pour dormir ; en un mot ce
Rhumatisme est toûjours occasionné par quelque
imprudence, ou quelque défaut de précautions.

Voici plusieurs remèdes que j'ai emploiés très
efficacement, selon les parties du corps attaquées
de Rhumatisme.

Premièrement, si c'est un bras, ou une jam=
be, l'Epaule , ou quelque endroit particulier,
et non le corps entier qui soit attaqué ; faites
asseoir le malade près d'un bon feu clair ; pre=
nez de l'huile de Millepertuis, qui se vend chez
tous les Apothicaires ; faites la un peu chauffer ;
oignez en la partie attaquée, et avec un mor=
ceau de flanelle, ou autre étoffe de laine chaude,
frottez ou frictionnez bien toute cette partie,
de manière que la peau devienne rouge. Enve=
loppez ensuite toute la partie ainsi frictionnée,
avec de la laine bien chauffée, après l'avoir encore
graissée d'huile de Millepertuis, et faites cou=
cher le Malade chaudement.

Deuxièmement, après avoir également placé
le Malade près d'un bon feu, (celui de sarment
de vigne est le meilleur) mettez sur de la braise
allumée, une poignée de graines de Genèvrier,

qui produira beaucoup de fumée sur laquelle
vous tiendrez, pendant quelques minutes, un
morceau d'étoffe de laine, comme Molleton, ou
autre douce et moelleuse; avec cette étoffe bien
enfumée, vous frictionnerez, comme avec l'huile
de Millepertuis dont je viens de parler, toute la
partie affectée de Rhumatisme, à plusieurs reprises, jusqu'à ce que la peau devienne rouge,
et que les pores soient bien ouverts. Alors vous
aurez une pièce de même étoffe, mais assez
grande pour couvrir toute la partie affectée;
vous l'enfumerez bien de Genièvre, et pendant
qu'elle sera chaude, vous envelopperez ladite
partie, et vous ferez coucher le Malade dans
un lit bassiné avec des graines de Genièvre dans
la bassinoire.

Si ce sont les jambes, ou les cuisses, qui
sont attaquées du Rhumatisme, on s'enveloppe
d'une couverture ou d'un jupon épais, et l'on
place dessous, une chaufferette, ou un vase
dans lequel on met de la graine de Genèvre sur
un peu de braise allumée, de manière que la
fumée puisse se porter sur toute la partie affectée, qui doit par conséquent, la recevoir sur la
peau nue. Rien n'est, comme on voit, plus facile
pour les femmes, que cette opération, que l'on
fait durer pendant quelques heures, et que l'on

répète plusieurs fois, si la première ne suffit
pas.

Troisièmement, lorsque la plus grande par=
du corps est attaquée du Rhumatisme, voici un
moyen très sûr et fort simple pour détruire ce
mal.

Faites cueillir au Printems, ou en Été, des
feuilles d'Yeble , Yable, ou petit Sureau, qui
se trouve le long des fossés . des grands che=
mins et des terres labourées, et qui ressemble
beaucoup au sureau ; ses feuilles sont longues
et ont une odeur forte.

Il faut en prendre la charge de deux person=
nes, et les faire un peu amortir dans un four,
après que le pain est tiré, pendant environ un
quart d'heure, en les remuant continuellement
avec une fourche. On étend ces feuilles sur une
paillasse, pendant qu'elles sont encore chaudes,
et après avoir fait coucher le Malade dessus,
avec une mauvaise chemise, on l'en enveloppe
entièrement sur la partie malade ; puis on met
une bonne couverture par dessus le tout, et on
le faït suer pendant deux ou trois heures. Il
faut tâcher de le dissiper, s'il ne peut dormir,
en restant près de lui, pour lui faire trouver le
tems moins long, ou pour le couvrir davantage,
si la sueur ne se manifeste pas assez.

Tout en sortant de cette espèce de bain aro=
matique, on aura soin de donner au Malade,
une chemise bien chaude et de le faire coucher
dans un lit bien bassiné. L'on guérit ordinaire=
ment dès la première fois, mais le mal est à
coup sûr emporté à la seconde.

Du Rhumatisme appellé Sciatique.

Cette espèce de Rhumatisme attaque parti=
culièrement les hanches et les cuisses.

On éprouvera dabord le remède que j'ai in=
diqué au N.°2. de l'article précédent, en s'enve=
loppant d'une couverture ou d'un juppon, et met=
tant pardessous, de la graine de Genèvrier dans
un pot, sur un peu de braise; ou en faisant des
frictions avec une flanelle chaude et fumée de
Genèvre, dont on enveloppe ensuite la partie affli=
gée, puis se couchant dans un lit bassiné, avec
du Genèvre dans la bassinoire.

Si l'on ne guérit pas, le mal provient des
Glaires qu'il faut alors chercher à évacuer, en
faisant prendre au malade, une forte dose de
Rhubarbe en poudre délaiée dans du vin, ou
prise dans la soupe entre quelques feuilles de
pain.

On peut en prendre depuis quarante jusqu'à

soixante grains, ou un gros, dans du bouillon aux herbes.

Ce remède simple a guéri, en vingt quatre heures, plusieurs personnes qui ne pouvaient plus marcher, et qui étaient forcées de garder continuellement le lit.

De la Gravelle et de la Colique Néphrétique.

Ces deux Maladies se reconnaissent aisément aux douleurs aigues que l'on ressent dans les Reins, ou dans la Vessie, et dans la difficulté d'uriner sans souffrir cruellement.

Il faut dabord se mettre à un régime rafraichissant et delayant, en cessant de prendre aucun aliment, ni aucune boisson échauffans, tels que les ragoûts, la patisserie, épicés, les oeufs, le caffé, les liqueurs fortes, etc.

On prendra ensuite la tisanne suivante.

Prenez feuilles et racines :

De chicorée sauvage, ou cultivée.
D'Oseille.
De violette double.
De fraisiers.
D'Arrête-Boeuf.
De Chardon étoilé.
D'Aigremoine.

De Roses de Provins ou autres.

De fleurs de Nénuphar, ou *Plateau à fleurs jaunes*, qui croit dans les eaux tranquiles ; ou à défaut de fleurs, quelques morceaux de ses grosses racines.

De chaque une poignée.

Faites bouillir dans dix bouteilles ou cinq pots de Berne, d'eau de rivière, que vous ré= duirez à six. Ne mettez les plantes dans l'eau, que quand elle commencera à bouillir.

Passez la décoction, en pressant, à travers un linge, et mettez fondre dedans et infuser pendant une nuit, un gros de cristal mineral, une once de séné, et une once de crème de tar= tre. Passez de nouveau, sans presser.

On prendra de cette tisanne le soir en se couchant, et le matin à jeun, un bon gobelet, ou moitié d'une demi bouteille, ou *quartette*.

Après la prise du matin, on se tiendra dans le lit, et au bout d'une heure on prendra le bouillon suivant :

Prenez une livre de Rouelle de Boeuf ;

Trois ou quatre carottes.

Quelques racines de Persil.

Quatre oignons blancs coupés par tranches.

Faites bouillir pendant quatre à cinq heures.

Passez en exprimant, au travers d'un linge,

la viande et les racines , et faites prendre au Malade, une écuellée ordinaire. faites le encore tenir au lit, pendant une henre aprés la prise, en excitant un peu la sueur.

On continuera cette tisane et ce bouillon pen= dant douze à quinze jours. Comme la Gravelle et la colique Nephrétique sont presque toûjours occasionnées par un défaut de conformation dans les Reins et les Couloirs ou Vaisseaux qui conduisent l'urine à la vessie, les personnes qui en sont attaquées, sont sujettes à des rechûtes et doivent, par précaution, recommencer cha= que année ce remède, en choisissant, pour le préparer, les Mois de May ou de Juin, parce= que, dans ce tems, les plantes ont leur plus grande vertu.

De la Rétention d'Urine

Cette Maladie, ou incommodité, très distincte de la précédente, consiste dans l'impossibilité d'uriner, occasionnée par un échauffement pro= venu d'une trop grande fatigue, d'un exercice trop violent, ou d'un abus des liqueurs fortes, ou d'alimens trop échauffans et pris avec excès.

Il faut dabord prendre un Régime tout op= posé à celui qui a occasionné le mal ; c'est à dire

prendre des tisanes rafraichissantes, des lave=
mens et des bains de jambes, et ne manger ni
boire rien d'échauffant.

Premierement, s'il ne vient pas d'être échau=
ffé, on fera infuser dans du vin blanc, de la
racine de Persil concassée, et après douze heu=
res d'infusion, ou même moins, si le mal presse,
le malade en boira un verre, de trois heures
en trois heures, en se tenant au lit.

Deuxîemement. Un remède immanquable,
c'est de faire bouillir pendant une heure, dans
de l'eau, quelque poignées de feuilles de Tussi=
lage, ou Pas d'âne, tres commun dans les terres
humides et grasses, et sur le bord des champs.

Mettez fondre en même tems dans la Mar=
mite ou chaudiere, un gros de Cristal minéral.

Pressez un peu les feuillles entre les mains,
pour en faire sortir l'eau, sans cependant trop
les dessécher, et appliquez les entre deux lin=
ges, sur le bas ventre du Malade, qui se tien=
dra couché sur le dos, avec une bande qui con=
tiendra et pressera ce cataplasme en place.

Si les Reins sont affectés en même tems d'une
douleur particulière, outre l'impossibilité d'uri=
ner, on fera bouillir une plus grande quantité
de feuilles de Pasd'âne, en=y faisant fondre deux
gros de Cristal minéral, et on appliquera le ca=

taplasme tout a l'entour des reins, avec une large bande pardessus.

Le Malade se tiendra également au lit chaudement, le plus longtems qu'il pourra, et ne prendra rien d'èchauffant, mais quelques légumes au beurre, au sel, sans épiceries; et pour boisson, une tisane de Racines de Persil ou de Poireau.

Troisièmemen̄t. Prenez des Avelines ou Noisettes carrées, de Provence, qui se vendent chez les Épiciers, une livre pour deux bouteilles, ou un pot de Berne; concassez les, et mettez les infuser pendant six heures, dans du vin blanc.

Le Malade prendra de cette infusion, quatre fois par jour, un petit verre ordinaire à chaque fois, on remettra pendant quelques jours du nouveau vin sur les noisettes, sans qu'il soit nécessaire de les changer.

Quatrièmement. Prenez des Racines de Poireaux de jardin, faites les sècher, mettez les en poudre; faites infuser plein un Dé à coudre, de cette poudre, dans une quarteto de vin blanc, que le Malade prendra en trois ou quatre fois.

Si la Rétention d'urine vient de quelque échauffement, il faut observer le régime dont j'ai parlé au commencement de cet article.

Si elle est occasionnée par la gravelle, voiez le traitement dont j'ai parlé à l'article de la gravelle et de la colique Néphrétique.

De L'Esquinancie, ou Inflammation de la gorge.

Cette Maladie se fait connaître par une diffi= culté très douloureuse d'avaler, surtout la salive ; par la fièvre, le Mal de tête, les Urines rouges et la respiration tres gênée. Quelquefois toutes les parties du fond de la bouche sont enflammées, gonflées et rouges ; la langue sort quelques fois de la bouche, et tout le cou, jusqu'au dessus de la poitrine, est très gonflé ; ces dernieres mar= ques d'une esquinancie, la rendent très dangé= reuse.

Il faut sur le champ saigner le Malade, et lui rouvrir plusieurs fois la veine ; lui faire met= tre les Jambes dans l'eau tiède pendant plusieurs heures ; lui donner plusieurs lavemens par jour, surtout le matin et le soir, et le mettre au ré= gime, c'est à dire, le priver de tout aliment solide ; lui faire boire beaucoup de tisane d'orge avec un peu de vinaigre, ou de Sureau avec du Miel ; le faire gargariser avec une décoction de feuilles de Ronces et de Miel ; lui faire prendre du sirop de Groseilles. Il ne mangera, s'il peut avaler quelque chose de solide, que quelques fruits cuits, surtout des Pommes de Reinettes.

Enfin on fricassera un nid d'hirondelle écrasé, avec du vinaigre ; on l'étendra dans un linge que l'on repliera et dont on lui enveloppera bien le cou, en le recouvrant d'une serviette, ou autre linge doux.

Les Lavemens et les bains de jambes sont les meilleurs remèdes ; ainsi il faut les répéter le plus que l'on pourra, et l'on verra bientôt disparaître la Maladie.

Lorsqu'il se forme un abscès à la gorge, ce qui se reconnait par une douleur sourde que l'on ressent à la gorge, quoique le mal ait di= minué, et que cet abscès est prêt à s'ouvrir, comme on peut s'en assûrer par une petite tu= meur blanche au fond de la bouche ; il faut l'ou= vrir, s'il ne le fait de lui même, avec une lan= cette au bout d'une baguette ; ayant soin d'en= velopper le fer avec un petit linge, excepté la pointe que l'on laisse déborder de quelques lignes.

Lorsque l'abscès s'ouvrira, comme la bouche sera inondée d'un pus sâle et dégoûtant, il fau= dra se gargariser avec une décoction ou infusion de feuilles de Pervenche, dans la quelle on ajoû= te un peu de vinaigre et de Miel.

Si le Malade ne peut pas se gargariser lui même, tant après que l'abscés est ouvert, qu'au commencement de la maladie, on lui fera des injections avec une petite seringue, ne fût=elle qu'avec du sureau.

Des autres maux de Gorge.

En général tous les maux de gorge prouvent qu'il y a inflammation dans le sang, et sont la suite, 1. d'un exercice trop violent. 2. des veilles trop prolongées, 3. d'excès dans l'usage dés li=queurs fortes et des alimens échauffants.
4. d'un passage subit du chaud au froid. 5. de voyages faits par un mauvais tems, pendant l'hi=ver. 6. de défaut de précautions, ou de l'impos=sibilité de changer de linge aprés avoir sué con=sidérablement, ou avoir été mouillé.

Dans les trois premiers cas, il faut se met=tre au régime, prendre des lavemens, mettre ses jambes dans l'eau tiède, et boire de la tisane de fleurs de Sureau, de Miel, ou mieux encore, de feuilles de Ronces et de Miel.

Si la Luette est tombée, et le fond de la bouche enflé, il faut se Gargariser avec cette même décoction de feuilles de ronces bouillies avec un peu de miel dont je viens de parler; et faire remonter la luette, on mettra un peu de sel et de poivre moulu, sur la queue d'une cuillere, que l'on tiendra un peu longtems au fond de la bouche, sous la luette.

Dans les trois derniers cas, il faudra mettre les jambes dans l'eau tiède pendant deux heures ; prendre trois ou quatre lavemens par jour ; se gargariser avec l'eau de feuilles de Ronce, et se coucher chaudement, en tâchant de se faire suer pendant cinq à six heures.

De la Gale.

La Gale provient, ou d'un vice dans le sang, ou elle est la suite de la malpropreté ; d'avoir couché avec un galeux, ou de l'avoir seulement touché, car c'est une maladie contagieuse.

Lorsqu'elle vient d'un vice dans le sang, il faut se garder de la faire passer de suite, quoique cela soit trés facile, avec le remède que j'indiquerai ; mais se mettre dabord à un régime qui consiste à boire beaucoup de tisane de chien dent, et du petit lait ; après cinq à six jours de ce régime, on se purgera avec quatre onces de séné et une once de sel de Sedlitz, et hnit jours après on recommencera.

Après ces préparatifs on se frottera devant un bon feu, avec l'onguent ci aprés:

Prenez deux onces de graisse de cochon.

Pour un batz de cire jaune.

Pour un demi batz d'alun en poudre.

Une pincée de sel.

Faites cuire le tout ensemble sur un petit feu pendant un quart d'heure.

En ôtant la casserole de dessus le feu, ajoû= tez y pour un demi creutz de fleur de souffre.

Une pincée de suie de cheminée.

Une poignée de poudre de tuile non cuite.

Pour un batz de bonne eau de vie.

Frottez toutes les parties attaquées, et les voi= sines, ou tout le corps , s'il est attaqué en entier.

Une seule fois suffit ordinairement ; mais la seconde emporte à coup sûr la gale.

Si cette maladie a été gagnée en couchant avec un galeux, ou en le touchant, on pourra emploier l'onguent sans préparation préliminaire.

Des Rhumes et Cathares.

Les Rhumes en général, demandant que l'on observe un régime, qui consiste à prendre beau= coup de tisanne d'orge, de fleurs de sureau, avec du Miel ; à se priver d'alimens trop nour= risans, de liqueurs fortes ou échauffantes.

Les lavemens, les bains de jambes dans l'eau tiède, et même la saignée, sont d'excellens re=mèdes.

Pour appaiser la toux, on prendra une once de bonne huile d'olives, dans laquelle on mêlera du sucre en poudre, jusqu'à ce qu'il ait bû toute l'huile. On fera trois prises de ce mélange, que l'on prendra trois fois de suite, le soir en se couchant.

Pour guérir les Catharres, ainsi que les Rhu=mes, il faut bien se garder de prendre des li=queurs fortes, telles que l'eau de vie brûlée, les ratafias de vin rouge et autres boissons échauffan=tes, qui peuvent faire le plus grand mal, quoi=que vantées par quelques personnes ; car si les Rhumes sont une suite d'inflammation du Poul=mon, ou de la gorge, il faut donc, pour les guérir, des boissons calmantes et délayantes, au lieu de celles qui peuvent augmenter l'inflam=mation ; le bon sens seul dicte le régime à sui=vre ; mais, dans les campagnes, on ne suit pres=que jamais que des recettes absolûment con=traires aux Maladies dont on est attaqué, parce que le peuple est persuadé qu'il faut manger de la viande, ou boire du vin et de l'eau de vie, pour se guérir, et c'est précisement ce qui le tue.

De l'Enrouement.

L'Enrouement est occasionné par une matière gluante qui se trouve dans la gorge et les conduits du Poulmon ; pour la faire rejetter par les crachats, on fera la tisanne, ou le sirop suivant:

Prenez une bonne poignée de feuilles de vélar, tortelle, ou herbe au chantre, qui vient sur les vieux murs, le long des haies et dans les cimetières. Elle a le bas très garni de feuilles longues et velues, qui sont divisées de chaque côté en plusieurs parties triangulaires. Faites la infuser, et non bouillir, dans une bouteille d'eau ordinaire ; passez par un linge, et délaiez dans cette infusion, que vous ferez tièdir, quatre onces de sucre et autant de Miel ; faites en gargariser le Malade le plus souvent qu'il pourra ; il en avalera aussi une cuillèrée ou deux, de tems en tems, surtout en se couchant.

Le bain de jambes dans l'eau tiède est aussi très bon ; mais les lavemens sont encore meilleurs ; on en prendra donc plusieurs par jour, surtout le soir, avant de se coucher, et le matin. On évitera de prendre le grand air, jusqu'à guérison, et l'on s'enveloppera le cou avec quelque étoffe de laine placée sur la peau, et non pardessus la chemise.

Des Plaies et Coupures.

Lorsque l'on s'est fait une blessure considé=
rable, qui a ouvert quelque grosse veine, brisé
l'os, ou blessé quelque nerf, il faut nécessaire=
ment appeller un chirurgien.

Si c'est une blessure ordinaire, ou la chair
est seulement entamée, ou meurtrie, il faudra
dabord la laisser saigner pendant quelques mi=
nutes; ensuite la bien laver avec de l'eau un
peu tiède; bien rejoindre les parties, et les ser=
rer avec une compresse et une bande pardessus,
mais seulement assez pour les contenir dans leur
réunion, sans les presser.

Au bout de vingt quatre heures, on levera
ce premier appareil, et l'on couvrira la plaie
avec un morceau de la toile suivante, plus grand
que la blessure :

Prenez une demi livre de cire jaune, mise
en petits morceaux.

Quatre onces de beurre frais fait au Prin=
tems, ou en Été, sans le laver.

Quatre onces de la meilleure huile d'oli=
ves, s'il est possible, faite sans feu.

Quatre onces de bonne eau de vie de vin,
et non du bran=de=vin fait avec du marc de
raisin, qui ne vaut absolûment rien.

(Je suppose que l'on veut faire une provision de ce remède.)

Faites fondre le tout sur un feu doux, dans
une casserole de terre vernissée, sans le laisser
bouillir.

Lorsque toute la cire sera fondue, mêlez
bien le tout, en le remuant avec une spatule,
ou baton de bois un peu large et plat par un bout.

Ayez des morceaux de linge un peu usé,
d'environ huit ou dix pouces en carré; trempez
les dans le mélange fondu, l'un après l'autre,
en les tenant par deux coins; soutenez les au-
dessus de la casserole, en les retirant, jusqu'à
ce que la matière soit figée, et couchez les sur
une feuille de papier dans laquelle vous les rou-
lerez, quand il seront bien réfroidis.

Vous continuerez de tremper les morceaux
de linge, sans attendre que les premiers soient
froids, et s'il s'attache des grumeaux à la toile,
en les retirant, vous les ferez tomber avec la
spatule, ou un couteau.

Lorsque vous voudrez panser une plaie ou
coupure, vous la laverez avec de l'eau tiède,
en frottant doucement, jusqu'à ce qu'il n'y ait
plus ni odeur, ni sang desséché; si la blessure
est profonde, il faut mettre de la charpie dedans,
sans la presser, mais suffisament pour remplir

C

l'ouverture. On sait que la charpie se fait en coupant de petits morceaux de vieille toile propre, que l'on effiloche brin à brin, pour en faire de petits paquets proportionnés à la grandeur de la plaie.

Vous prendrez ensuite, comme je l'ai déja dit, un morceau de cette toile, plus grand que la plaie, afin qu'elle puisse détruire l'inflammation qui survient sur les bords ; vous l'adoucirez un peu entre les doigts, ou vous la chaufferez un peu, pour l'appliquer sur l'endroit blessé. Vous mettrez un morceau de papier par-dessus, et vous couvrirez le tout avec une compresse, et ensuite une bande de linge doux que vous contiendrez en la cousant de quelque points, et non en la nouant.

On levera la toile chaque jour, le soir et le matin seulement, en la soulevant doucement par l'un des coins, pour l'ôter en entier, sans la tirer brusquement. Lorsqu'il y aura du pus sur la plaie, on l'essuiera avec un linge doux, non en frottant, mais en tenant le linge aux deux mains, et l'appuiant doucement, en changeant de place à chaque fois, pour enlever tout le pus. S'il s'en est attaché à la toile, on l'essuiera, et pour l'appliquer de nouveau, on la retournera à cha=

que pansement. Elle peut ainsi servir six fois de suite, après quoi il faut en changer.

Cette toile guérit en peu de tems, toutes les plaies ; elle empêche l'inflammation, rétablit parfaitement les chairs, et ne laisse paraître aucune marque ni cicatrice.

Il faut en remettre pendant quelques jours après la guérison, pour bien raffermir les chairs, surtout, s'il y a eu des meurtrissures ou des déchiremens.

J'ai guéri avec cette toile, des blessures considérables à la jambe, avec inflammation et gonflement effraians. Un Charpentier, entre autres, qui avait laissé échapper sa hache, avait sa jambe blessée une fois plus grosse que l'autre ; en deux jours l'inflammation et l'enflure ont disparu, et en huit jours il a été parfaitement guéri.

Je dois observer que lorsqu'on s'est fait une blessure un peu considérable, surtout à la jambe, ou à la tête, il est absolûment nécessaire de se mettre à un régime presque aussi sévère que si l'on avait une maladie. On se privera par conséquent, de viande, d'oeufs, et l'on ne prendra qu'une nourriture légère, mangeant peu à la fois, ne buvant que de la tisanne, ou de l'eau pannée, ou quelque chose de rafraîchissant, par exemple, du lait, ou du petit lait.

À plus forte raison doit-on se garder de boire du vin pur, de l'eau de vie, ni d'autres liqueurs fortes.

Si c'est la jambe qui est blessée, il faudra se tenir au lit le plus qu'on pourra, ou la poser sur quelque chose d'un peu élevé, afin que les humeurs ne s'arrêtent pas sur la partie blessée, et n'y causent l'enflure et l'inflammation. On doit éviter aussi de marcher beaucoup et de fatiguer une jambe blessée, puisque pour la faire guérir promptement, il faut de la tranquilité et du repos, sans lesquels la nature, qui guérit plus que tous les remèdes, ne pourrait remplir ses fonctions bienfaisantes.

Je dois prévenir aussi, que l'on doit mettre le moins de tems possible pour panser une plaie, parce que l'air extérieur est très nuisible à sa guérison.

Enfin, j'avertis qu'une des plus grandes causes de la prolongation de la durée des plaies, c'est le changement de remèdes indiqués par le premier venu; et il vaudrait infiniment mieux laisser agir seule la nature, que de la contrarier ainsi à chaque instant.

Un excellent Médecin à écrit: „ *que l'art* „ *ne contribue pas le moins du monde à la* „ *guérison des plaies ; que c'est la seule na-* „ *ture qui l'opère, et que tout ce que nous*

„ *pouvons , c'est d'éloigner les obstacles qui*
„ *s'opposent à la réunion.* "

J'avoüe que j'ignore de quelle manière la
nature travaille seule; mais je soutiens que l'art,
quand il est bien employé, aide infiniment à
la nature, et qu'il avance de beaucoup la gué=
rison d'une plaie; mais il faut observer que le
même remède composé avec des drogues vieilles,
ou mal choisies, produira un effet tout différent.

Par exemple : si, pour préparer la toile dont
j'ai parlé, on se sert de beurre d'Hiver, de mau=
vaise huile, au lieu d'huile d'olives vierge, ou
faite sans feu; de cire mélangée de suif, et d'eau
de vie de marc de raisins ; on ne fera qu'un
mauvais emplâtre, qui augmentera le mal au lieu
de le guérir.

Des Ulcères.

Il faut distinguer un ulcère qui a lieu par
une corruption de la masse du sang, de celui
qui est la suite d'une plaie négligée ou mal traitée.

Dans le premier cas, il faut, avant de guérir
le mal, détruire la cause qui l'a produit. On
doit donc se mettre au régime simple, que j'ai
déjà indiqué plusieurs fois; se priver de viande
et d'Alimens trop nourrissans; se mettre à la
tisanne de chiendent ou d'orge bouilli, en la
rendant agréable avec un peu de Réglisse, de

Raisins de caisse, ou quelques quartiers de Pom=
mes. Ne point manger salé; renoncer au caffé
et aux liqueurs fortes, jusqu'à parfaite guérison.
On continuera ce régime pendant quinze jours,
ou trois semaines.

Après ces préparatifs, on lavera bien l'Ulcère
avec de l'eau et du vin tièdes; on appliquera
dessus, la même toile que j'ai indiquée pour les
plaies, en coupant le morceau beaucoup plus
grand que le mal, dont les bords sont ordinaire=
ment durs et secs.

J'ai guéri, par ce moyen très simple, plu=
sieurs personnes dont les ulcères duraient depuis
plusieurs années, sans qu'aucun Médecin ait pû
les détruire.

Mais, je le répète, il serait très dangereux
de chercher à dissiper un Ulcère invétéré, qui
serait occasionné par une cause intérieure, sur=
tout quand il est accompagné d'un écoulement
considérable, dont la cessation pourrait occa=
sionner une Maladie grâve, ou la mort, à la
personne incommodée.

Si l'Ulcère est à la jambe, outre le régime à
suivre, et le pansement que j'ai indiqués, il est
nécessaire de se tenir tranquile pendant le trai=
tement que l'on emploie pour le guérir. Tout
le monde sait que les humeurs se portent natu=
rellement aux jambes; si on les y attire encore,
en se tenant de bout, ou en marchant, il sera

impossible de guérir, puisque c'est une des cau=
ses, qui, non seulement entretient les Ulcères,
mais qui les produit à la suite des plaies, ou
autres accidens négligés.

Tout le monde sait encore que la moindre
blessure ou incommodité à une jambe, est beau=
coup plus douloureuse le soir que le matin, sur=
tout après avoir marché; il est donc absolûment
nécessaire de garder le repos en pareil cas, puis=
qu'il produit presque seul la guérison, et que
si l'on s'obstine à travailler, ou à marcher, on
s'exposera à un mal plus grâve et plus long,
qui fera perdre beaucoup plus de tems, que si
l'on eut dabord suivi la marche qu'indique la
nature.

Si un Ulcère est la suite d'une plaie ou d'une
blessure négligée, il faudra examiner s'il ne s'est
point formé d'écoulement qui dure depuis un
tems considérable; dans ce cas, il serait pru=
dent d'observer, pendant quelques jours, le ré=
gime que je viens d'indiquer. Ensuite on sui=
vrait le traitement dont j'ai parlé plus haut, avec
l'application de la même toile.

Un jeune homme qui avait une blessure à la
jambe, l'avait négligée, en continuant à marcher
et à prendre des repas chez ses amis; le mal
devint si grâve, qu'il fût enfin forcé de garder
la chambre. Je ne le connaissais point; mais
me trouvant à un dîner où il devait être, et

ayant entendu parler de son incommodité, j'al-
lai le voir en sortant de table ; je le trouvai dans
le plus grand chagrin, parce que le Chirurgien
lui avait donné à entendre qu'il perdrait proba=
blement la jambe ; elle était très enflée, et la
plaie dégénérée en ulcère, était affreuse.

Je le consolai, le rassûrai, et l'engageai à
me confier le soin de son mal, du moins pour
quelques jours. Je nettoiai bien la plaie, ou
plûtôt l'ulcère ; j'appliquai un morceau de toile
préparée, du double plus grand que le mal, et
je le couvris de la manière que j'ai indiquée à
l'article des plaies et coupures.

Dès le lendemain, le jeune homme se sentit
beaucoup soulagé ; l'inflammation était de moitié
diminuée, et les bords de la plaie moins durs
et moins rouges ; le pus était blanc ; en un mot,
tout était changé, et le jeune homme avait bien
dormi et paraissait rassûré. Il suivit exactement
le régime que je lui avais prescrit, se tint tranquile, soit sur son lit, soit en étendant la jambe
sur une chaise, etant assis ; et, au bout de dix
à douze jours, il n'eut plus de mal.

Il faut donc, indépendament des remèdes que
l'on emploie pour guérir les Ulcères, aussi bien
que les plaies, suivre scrupuleusement un régi=
me dans lequel on se prive de viande, d'oeufs,

de liqueurs fortes , de vin, de choses salées et épicées , pour ne manger que des légumes, des fruits, ne boire que de la tisanne, et se tenir tranquile. ,

Des Brûlures.

Si la Brûlure est considérable, il faudra sui= vre le régime que j'ai prescrit pour les plaies et les Ulcères ; mettre de la charpie dans les chairs, si elles sont endommagées, et appliquer pardes= sus, l'onguent suivant:

Prenez d'eux onces de beurre frais.

Un jaune d'oeuf.

Une once d'huile d'olives , la meilleure.

Deux cuillerées de bonne eau de vie.

Une once de cire jaune.

Mélangez et faites fondre le tout sur un feu doux et frottez en la partie brûlée deux fois par jour, prenant bien garde de fatiguer les chairs ; il faudra pour cela présenter l'onguent au feu, et frotter doucement avec la barbe d'une plume.

Lorsque la plaie sera belle et presque fermée achevez de la guérir et de la faire cicatriser , en appliquant dessus, de la toile que j'ai indi= quée pour les plaies et les Ulcères.

Si la Brûlure est légère, c'est à dire, si la

chair n'est pas entamée, la simple application de
la toile suffit, en la changeant deux fois par jour.
On peut être sûr qu'il ne restera aucune marque
de la Brûlure sur la peau.

Des Engelures, ou Membres gelés.

Les Engelures surviennent particulièrement
aux mains et aux pieds des Enfans, par une
raison toute naturelle ; c'est que ces parties sont
le plus exposées au froid, et, lorsqu'il est violent, comme dans les Hivers rigoureux, les En=
fans s'empressent d'aller les chauffer, ce qui
produit le plus mauvais effet, par le passage
subit du froid au chaud, qui corrompt nécessai=
rement les parties gelées, de même qu'un frnit,
ou un morceau de viande, que l'on exposerait
ainsi subitement à un grand feu, lorsqu'ils sont
gelés.

Lorsqu'uue personne a donc quelque partie
du corps saisie d'un froid assez violent pour la
geler, au lieu de chercher à la réchauffer, en
s'approchant aussitôt du feu, elle doit plûtôt
souffrir pendant quelques heures, que de s'ex=
poser à perdre cette partie en cherchant à la
soulager trop promptement. Il ne s'agit que de
se mettre à couvert du grand froid ; de plonger

la partie gelée dans l'eau froide, pendant quelques minutes en y ajoûtant même de la neige, et lorsqu'on s'apperçoit que le sentiment revient, ainsi que le mouvement, on se frottera avec de la neige, et l'on pourra enfin se laver avec de l'eau plus douce, mais point avec de l'eau chaude.

On en usera à peu près de même pour dégeler une personne que le froid trop rigoureux aurait saisie, et que l'on aurait trouvée presque sans mouvement dans la campagne. Au lieu de la placer près d'un bon feu, ou de la coucher dans un lit bien bassiné, ce qui deviendrait mortel, on la mettra dans une baignoire suffisamment pleine d'eau presque gelée, avec de la neige mêlée, si l'on peut en avoir. De tems à autre, on ajoûtera un peu d'eau plus douce; et enfin, lorsque les chairs seront entièrement dégelées, et que le mouvement sera revenu, ainsi que la circulation du sang, on frottera toutes les les parties affectées, avec une pièce d'étoffe de laine douce trempée dans une mélange de bonne huile d'olives ou de noix, de beurre, frais s'il est possible, et de bonne eau de vie, adoucis ou fondus ensemble, sur des cendres chaudes.

Si les Engelures sont entamées, c'est à dire; si elles ont dégénéré en plaies, ou en Ulcères, comme il arrive à beaucoup de personnes aux=

quelles elles reviennent tous les Hivers, quand même elles ne s'exposeraient pas de nouveau à la gelée, il faudrait employer les remèdes suivans :

Faites brûler des coquilles d'Huitres, ou des Moules de Rivière; mettez les en poudre, et appliquez en dabord sur les plaies.

Lorsque cette poudre aura desséché les En=gelures, vous acheverez de les guèrir avec l'on=guent suivant.

Prenez une once de cire jaune.

Une demi once de beurre.

Une demi once de bonne Eeau de vie.

Une demi once de bonne huile d'olives.

Une demi once de Thérébentine; celle que l'on tire des ampoules qui se forment le long de la tige des Sapins, est la meilleure.

Mêlez ensemble ces matières sur un feu doux, et trempez dedans, des morceaux de toile, com=mune je l'ai indiqué à l'article des plaies.

Vous appliquerez de même, snr chaque par=tie affectée d'Engelures, un morceau plus grand, que vous retournerez deux fois par jour; cette toile pour les Plaies, est même aussi bonne, et m'a servi parfaitement pour les Brûlures, les En=gelures, et tous les accidens où la peau et les chairs sont entamées.

Pour prévenir les Engelures, il faut s'accou=

tumer au froid, le plus qu'il est possible ; Pre=
mièrement en évitant de se tenir dans des cham=
bres trop chaudes ; rien n'est si pernicieux que
de rester presque continuellement pendant l'hi=
ver, près des fourneaux, ou Poëles en usage
dans toute la Suisse et l'Allemagne, j'ai vû, mê=
me des jeunes gens chaque jour constament
couchés ou assis sur ces Poëles, pendant les
Mois rigoureux ; cette mauvaise habitude, non
seulement les expose aux Engelures, lorsqu'ils
quittent la grande chaleur, pour sortir au grand
froid ; mais elle nuit infiniment à leur santé, et
il n'est pas étonnant qu'au Printems il existe
tant de Maladies dans les campagnes, par le dè=
faut d'habitude de prendre le grand air pendant
plusieurs Mois.

Deuxièmement, en lavant, chaque jour plu=
sieurs fois, ses mains dans l'eau froide ; il faut
même s'accoutumer à y laver ses pieds.

Troisièmement, en évitant de se chauffer sur
le champ, lorsqu'on est saisi du froid, mais at=
tendant que le grand effet du froid soit passé,

On sait que les ouvriers, qui travaillent de=
hors, par le froid, se battent les mains sous
leurs aisselles pour se réchauffer ; hé bien ! battez
vos mains, sautez ou dansez pour réchauffer vos
pieds, mais n'approchez du feu que quand vous
ne risquez plus rien, ne permettez surtout pas

que vos Enfans passent continuellement du froid au chaud, ou du chaud au froid.

La preuve de ce que j'avance, c'est que ce sont les enfans des personnes qui peuvent faire continuellement du feu chez elles, pendant l'hiver, qui sont attaqués des Engelures; au lieu que les enfans des pauvres, qui manquent de bois, en sont presque toûjours exemts.

On vente comme préservatif des Engelures, la méthode de se frotter les mains et les pieds avec la premiere neige qui tombe avant l'hiver ; cette méthode serait réellement excellente, si on la continuait, parcequ'elle ferait contracter l'habitude du froid, et que la Neige renferme du Nitre et une qualité préservative de la gélée, comme on le voit par tout ce qui résiste aux plus rudes hivers, lorsque la Neige l'a couvert; mais à quoi sert de se frotter ou laver une fois ou deux les mains ou les pieds avec de la neige, avant l'hiver, pour se dorloter et s'attendrir la peau près d'un bon feu, dans les grandes gelées?

Ne suivez donc jamais aveuglément une recete, mais voiez en le but, et employez la constament, si elle est bonne.

Des chancres et Boutons douloureux.

Les chancres considérables, tels que les Cancers au sein, à la poitrine, au Visage même, qui

rongent la chair et font souffrir les douleurs les
plus cruelles, exigent un traitement particulier
et un régime qui sont connus de tous les bons
Médecins ou Chirurgiens.

L'extrait du suc de la grande Cigue, mêlé
avec de la poudre de Cigue, pris intérieure=
ment à petites doses de quelques grains; et l'em=
plâtre de Cigue, que préparent les Apothicaires,
mêlé avec l'emplâtre mercuriel, appliqué sur le
mal, sont les remèdes les plus efficaces, si le
chancre, ou le cancer sont la suite d'une con=
tusion ou meurtrissure.

Mais quand le mal vient d'un vice dans le
sang, il est absolûment nécessaire de commencer
par un régime convenable, pour lequel il faut
consulter un habile Médecin.

À l'ègard des chancres ordinaires qui, quoi
que douloureux, n'affectent qu'une petite partié
des lèvres, de la bouche, de la langue, ou du
visage, voici le moyen fort simple de les détruire
en quelques jours.

Prenez une petite pierre de Vitriol bleu, au=
trement nommé Vitriol de chypre, ou d'Hon=
grie, (c'est le même) emmanchez la dans un
petit bâton fendu, en le liant avec du fil, de
manière que la moitié de la pierre sorte de la
fente au bout du bâton.

Frottez le bouton, ou le chancre, avec cette
pierre, à plusieurs reprises, sans craindre de

vous faire mal ; car j'avoüe que cette opération ,
quoique simple, est douloureuse, puisque le
mal seul cause une sensation très vive et très
gênante.

Si le bouton, ou le chancre, ne fait que com=
mencer, et ne provient que d'un peu d'échauffe=
ment, le frottement, dont je viens de parler,
suffira pour guérir en deux jours; mais si le
chancre est invétéré, et qu'il fasse des progrès,
il sera nécessaire de frotter la partie attaquée,
jusqu'à la faire saigner, et de recommencer
deux fois par jour; on est même quelque fois
obligé de couper avec des ciseaux, ou autre
instrument, les bords de la place rongée par le
chancre, avant d'appliquer la pierre de Vitriol.

J'ai vû une jeune fille attaquée d'un chancre
à la joüe, se refuser aux secours que ma Mere
voulait lui donner, dès le commencement du
mal, aimer mieux se laisser ronger la joüe en=
tière par le chancre, et mourir enfin de ce mal
affreux, que de souffrir quelques douleurs pas=
sagères.

Quand aux boutons chancreux, qui ne font
pas souffrir aussi cruellement que les chancres
véritables, mais qui causent cependant une
douleur sourde, il faut les frotter deux fois par
jour, le matin et le soir, avec un mélange de

quelques grains de Précipité rouge avec un gros
de beurre frais, dont on fait un onguent.

Souvenez vous toûjours qu'un chancre, quel=
que léger qu'il soit, ou un bouton douloureux,
suppose un sang échauffé, ou accompagné d'â=
creté, et qu'il faut détruire ces deux vices par
un régime simple, dont j'ai déjà parlé plusieurs
fois dans ce recueil; surtout en se privant de
viande, d'oeufs, d'épiceries, de caffé et de li=
queurs fortes.

Des Verrues et des Loupes.

Les Verrues viennent souvent aux mains,
pour cause de malpropreté, et l'on voit des per=
sonnes naturellement sâles, en avoir les mains
couvertes.

Quelque fois elles sont occasionnées par un
vice dans le sang, qu'il faut alors détruire par
les bouillons de Cerfeuil, du jus de cresson d'eau,
et en se privant de choses échauffantes.

Dans le premier cas, il ne faut que laver
ses mains bien des fois par jour dans de l'eau
de fontaine fraîchement puisée, sans les essuier;
le mieux serait de les laver au goulot même de
la fontaine.

Dans le second cas, après avoir suivi le ré=

gime indiqué, si les verrues ne se dissipent pas, et qu'elles soient un peu grosses et longues, on les liera près de la racine, avec un fil de soie ciré et noué double, pour l'empêcher de se desserrer. Cette espèce d'étranglement se doit faire peu à peu, pour ne point causer d'in= flammation ; au bout de quelques jours la verrue tombe, pour ne plus revenir.

Les Loupes, lors qu'elles n'ont pas un volu= me trop étendu, se lient de même avec un fil de soie ciré, noué double. Il faut bien prendre garde de placer le fil au niveau de la peau, afin qu'il ne reste aucune éminence, ou grosseur, qu'il ne serait plus possible de serrer avec la soie.

J'ai fait tomber ainsi, peu à peu, des Lou= pes grosses comme un oeuf de poule, en serrant le fil seulement tous les deux ou trois jours,

Si l'on craint de se servir de cet expédient, qui ne fait cependant point du tout souffrir, et qui ne peut avoir d'autre inconvénient que de serrer trop vîte la soie, parcequ'alors on causerait de l'inflammation ; l'on peut frotter la Loupe deux fois par jour, le matin et le soir, avec de l'on= guent mercuriel mêlé avec un peu de Camphre, qui est un excellent fondant.

Des Ganglions.

Les Ganglions sont des duretés qui croissent entre la chair et la peau, dans le tissu cellulaire; ils sont insensibles par eux mêmes, mais ils occasionnent souvent de la douleur, lorsqu'ils viennent dans les articulations, ou qu'ils ont un volume considérable.

Quelque fois ils sont la suite d'un abcès mal guéri, en ne le faisant pas suppurer suffisament, et surtout, quand on n'en a pas fait sortir le germe, ou *Bourbillon.*

Pour les dissiper entièrement, quelque gros qu'ils soient, prenez de l'emplâtre de Cigue mêlé avec l'emplâtre mercuriel, et appliquez ce mélange sur de la peau douce, ou du taffetas, même sur de la toile, que vous poserez dessus, après l'avoir un peu chauffé, ou manié entre les doigts; changez tous les deux jours.

Environ cinq à six jours après, il surviendra sur la peau du corps, à l'entour du ganglion, des petits boutons rouges, qui vous demangeront beaucoup; ne vous en effraiez point, mais ayez patience, ils sont occasionnés par le mercure, au moment où il produit son meilleur effet. Il faut quelque fois quinze jours, et même plus, pour fondre entièrement le Ganglion, s'il est gros.

Lorsque l'on est sujet à cette incommodité, c'est un vice de la limphe ou partie aqueuse, que nous avons entre cuir et chair, qui s'engorge et prend de la consistance ; il faut prendre, le matin à jeun, pendant quelque tems, du jus de Cresson d'eau, coupé avec du lait de vache.

Des Cors aux pieds

Les Cors aux pieds n'étant occasionnés que par des chaussures trop étroites, ou trop dures, il serait très facile de les prévenir, ou même de les guérir sans le secours d'aucun remède, en portant des souliers plus larges et moins durs ; mais on veut être guéri sans prendre de précautions ; voici donc un moyen qui m'a toujours réussi.

Mettez le matin, en sortant du lit, le pied incommodé de cors, dans l'eau tiède, pendant un bon quart d'heure ; coupez, avec des ciseaux bien pointus, chaque cor, en commençant par le bord, et allant peu à peu tout à l'entour, pour venir jusqu'au milieu, où est la racine, que vous couperez le plus bas que vous pourrez.

La calotte du cor étant levée, appliquez sur la place, un peu d'ail pilé, et assujettissez le avec un peu de linge fin] lié autour de l'orteil, renouvellez deux ou trois fois chaque jour seu= lement.

J'ai dit qu'il fallait s'y prendre le matin, et après avoir mis le pied dans l'eau tiède, pour couper les cors, parceque l'on est sûr de ne point souffrir à cette époque, où les articulations sur lesquelles sont les cors, ne sont point fatiguées, et que la dureté des cors est ramollie par l'eau tiède.

Des Taies aux yeux.

Je ne veux point parler ici des taches na= turelles que quelques personnes ont aux yeux; ce n'est point un mal, mais une espèce de dif= formitè, que personne ne peut faire disparaitre.

J'entends par Taie, un acccident douloureux qui survient aux yeux, soit par une cause in= connue, soit à la suite de quelques coups, ou meurtrissures qu'ils ont reçues, ou de quelque corps ètranger qui y aura pénétré.

Par exemple, au tems des Moissons, il arrive fréquemment qu'un Moissonneur à la faucille, se baissera trop promptement ponr couper le grain; un épi, ou un tuiau de paille rompu lui entrera dans l'oeil et le blessera douloureuse=

ment, Il est assez ordinaire qu'à la suite de cette blessure, il survienne une taie ou tache un peu saillante, que l'on nomme vulgairement *Blanchot*, à cause de sa couleur, et qui fait beaucoup de mal.

On peut aussi avoir aux yeux, un commen= cement de cataracte, qui se manifeste par l'obscurcissement de toutes les parties de l'oeil; de manière que la personne attaquée croit voir au travers d'un brouillard.

Enfin, il peut survenir aux yeux quelque petite grosseur accidentelle, presque impercep= tible dabord, mais qui prend peu à peu de la consistance et de l'étendue.

Voici, pour tous ces accidens, un remède fort simple, qui m'a toûjous réussi:

Prenez une ou deux coques d'oeufs de Poule; faites les parfaitement sècher sur une pelle à feu, sans cependant les roussir ni les brûler.

Pilez les dans un mortier de fer ou autre; ou écrasez les avec un marteau sur quelque chose de dur, en y ajoûtant un peu de sucre candi.

Passez cette poudre par un tamis de soie très fin, à défaut, au travers d'un morceau de Mousseline, dans lequel vous la mettrez com= me dans une petite bourse que vous secouerez en tapant sur une feuille de papier, ou en la secouant.

Faites entrer une petite pincée de cette pou= dre, qui doit être extrêmement fine, dans l'oeil malade, avec le pouce et le premier doigt; ou en la soufflant au travers d'un tuiau de plume, dans lequel vous en aurez mis.

Il faut, pour bien faire cette opération, ou= vrir d'une main les deux paupières, et mettre la poudre de l'autre; on sent qu'il faut une se= conde personne.

Tenez en suite constament l'oeil bien fermé, et assujettissez le ainsi avec une compresse et une bande autour de la tête.

Renouvellez ce remède pendant quelques jours, matin et soir.

De l'Inflammation et démangeaison des yeux.

L'inflammation et la demangeaison des yeux ne sont jamais naturelles; elles viennent, ou d'a= voir trop fatigué sa vue; ou d'être resté trop longtems à un air trop vif; ou d'avoir eu sur les yeux, un vent coulis, en dormant; ou d'être resté dans une chambre pleine de fumée; ou enfin d'avoir suivi un régime de vie trop échauf=

fant. Les buveurs sont fort sujets à cette incom=
modité.

Si l'inflammation des yeux provient d'un
sang trop échauffé, il faut nécessairement dé=
truire cette cause, par les tisannes, les lave=
mens, les bains de jambes dans l'eau tiède, les
bouillons au Cerfeuil, et l'abstinence de viande.
et de liqueurs fortes.

Lorsque ces précautions auront été prises
pendant une semaine, si l'inflammation ou la dé=
mangeaison subsistent, on fera le remède suivant:

Prenez gros comme une noisette, de coupe=
rose blanche, qui se vend chez les Épiciers=Dro=
guistes, et chez les Apothicaires; faites la fon=
dre dans un verre d'eau fraîche, et frottez vous
les yeux, avec cette eau, soir et matin.

On peut aussi faire un peu amortir du cer=
feuil sur une pelle à feu chauffée modérément;
battez un blanc d'oeuf dans lequel vous trempe=
rez le Cerfeuil pour l'appliquer sur les yeux
malades, avec une compresse pardessus, rete=
nue par une bande.

On vante beaucoup l'eau de Plantain distillée,
les pleurs de la vigne au Printems, et le suc de
plusieurs autres plantes ; mais rien n'appaise
mieux l'incommodité dont je parle, que le re=
mède que j'ai indiqué.

Bien des personnes ont les yeux beaucoup plus délicats que d'autres ; on reconnait la faîblesse de la vue, à la facilité de la fatiguer en faisant quelque ouvrage qui demande de l'application. Les Horlogers, les Bijoutiers, et autres, qui sont obligés de faire des ouvrages délicats et appliquans, doivent s'accoutumer de bonne heure à porter des conserves, ou lunettes, qui ne grossissent pas les objets. En Hiver ils ne doivent pas fixer la neige, dont la blancheur éblouissante fait le plus grand tort à la vue. Nous en avons la preuve dans les peuples du Nord, qui perdent la vue de très bonne heure.

Les vents et la poussière incommodent aussi beaucoup la vue ; c'est pourquoi, lorsqu'on voyage par un grand vent, sur tout dans un tems sec, il faut porter des oeillères, ou verres montés sur un morceau d'étoffe qui se lie sur le visage ; cette méthode simple, qui ne peut paraître ridicule qu'à des personnes qui ne peuvent s'assujettir à rien, est très salutaire pour ceux qui ont la vue délicate, et qui sont obligés de beaucoup voyager.

Lorsque quelque corps étranger est entré dans l'oeil, comme un grain de sable ou de poussière, ou quelque autre ordure ; il faut éviter de fatiguer l'oeil en le frottant ou le roulant sous la paupière, pour le débarasser; on peut causer par là un grand mal, surtout si c'est un grain de sable ou autre corps anguleux et déchirant; il vaudrait beaucoup mieux laisser l'oeil en repos, pendant quelque tems, en le tenant fermé, et peu à peu les larmes entraîneraient les ordures dehors.

J'ai vû un tailleur de pierre, qui n'otait jamais rien de tout ce qui lui sautait dans les yeux en travaillant, et tous les matins ses yeux étaient entièrement nettoyés.

Cependant comme il est quelque fois absolûment nécessaire de nettoyer sur le champ l'oeil d'un corps qui la blesse, on se servira du bout de la barbe d'une plume à écrire, que l'on trempera dans de l'huile d'olives, et, après l'avoir un peu essuié, on l'insinuera sous la paupière, en commençant par un coin de l'oeil, pour tourner jusqu'à l'autre bout, et on entraînera l'ordure, sans risquer de faire aucun mal.

Des Maux d'Oreilles.

Je ne prétend point guérir de la surdité, surtout lorsqu'elle est ancienne; tout ce que je puis dire, c'est que lorsqu'elle est occasionnée par quelque corps étranger entré dans l'oreille, si l'on ne peut pas le retirer facilement, il faut bien se garder de l'enfoncer plus avant, mais le lais= ser sortir de lui même en se couchant sur l'oreille où il est entré.

J'ai connu une personne à laquelle on avait lancé un noyau de Cérise, qui lui était entré dans l'oreille ; un maladroit qui voulut le retirer, l'enfonça tellement, qu'il y est resté jusqu'à ce qu'étant entièrement pourri, après trente années, on vint enfin à bout de nettoyer l'oreille, et la surdité fût guérie.

Si un Perce=oreille, ou autre insecte, entre dans l'oreille, il faut sur le champ y injecter de l'huile d'olives ou autre, qui le fera sortir, ou mourir.

Quand aux douleurs qui surviennent aux oreilles, et dont je veux parler ici, le meilleur remède est le *Laudanum liquide*, qui se vend chez les Apothicaires ; on en fait couler quel= ques gouttes dans l'oreille qui fait souffrir et on la boûche avec du coton trempé dans le remède.

Le jus de cerfeuil mêlé avec de l'eau com= mune, et injecté dans les oreilles, en empêche la démangeaison, lorsqu'elle devient trop incom= mode.

Je finirai cet article par une observation qui pourra servir à quelques personnes.

Un sourd, que j'ai connu, entendait assez bien, toutes les fois qu'il se seringuait les oreil= les avec de l'eau commune, au moyen d'une petite seringue d'étain, qu'il portait toûjours dans sa poche.

De la Colique venteuse.

Cette incommodité, dont la cause n'a pas besoin d'être expliquée, se guérit avec du cres= son d'eau bouilli pendant quelques minutes dans du lait, et appliqué tout chaud sur le ventre, entre deux linges. Ce remède simple a guéri sur le champ, des Malades que rien n'avait pû soulager.

Les autres coliques se guérissent en prenant de l'huile d'olives, en breuvage et en lavemens.

De l'Hydropisie.

Cette Maladie se reconnait à une grosseur qui se forme en bas et à l'entour du ventre; on la nomme le *Bourrelet*; à l'enflure des jambes qui commence aux pieds jusqu'aux chevilles, et qui gagne peu à peu plus haut. En pressant la chair avec le doigt, l'impression y reste mar= quée pendant quelques minutes. Le Malade à

soif, ses selles sont difficiles et peu abondantes ;
la peau du visage et du corps est bouffie et froi=
de ; enfin le ventre se tend et se gonfle par l'a=
mas de l'eau qui remplit le tissu cellulaire entre
la peau et la chair.

Cette Maladie vient de l'appauvrissement du
sang, occasionné par l'excès du vin et des li=
queurs fortes ; ou elle est la suite d'une Maladie
mal guérie et qui a traîné longtems. Elle peut
aussi avoir pour cause, le chagrin et la mauvaise
nourriture.

Quelle que soit la cause de l'Hydropisie,
pour la guérir, il faut d'abord suivre un régime
de vie tout opposé à celui qui l'a produite. Ce
n'est pas cependant qu'un buveur doive se ré=
duire entièrement à l'eau ; mais il renoncera ab=
solûment aux liqueurs fortes, et ne boira plus
que quelques petits verres de vin blanc, par
jour, dans lesquels il mettra infuser un peu de
racines de Poireau, sechées et mises en poudre.

Sa nourriture sera un petit bouillon à la vian=
de, avec un peu de pain dedans ; un peu de
volaille, ou de poisson rôtis ; quelques légumes
frits, et il mangera peu à chaque fois.

Pour principal remède, il usera le plus qu'il
pourra, de la boisson suivante :

Prenez une ou deux Citrouilles, ou courges,

qui aient des taches vertes; (on les appelle com=
munément: *femelles*.) Otez la peau et les grai=
nes; coupez la chair par morceaux et faites la
cuire dans un pot de terre; lorsqu'elle peut se
mettre en bouillie, écrasez la et passez à tra=
vers un linge, pour en exprimer le jus; faites
fondre dedans, un gros de cristal mineral, à
raison de quatre bouteilles, ou deux pots de
Berne, de jus.

Le Malade en prendra un verre à chaque
heure; une demi bouteille, ou *quartette*, lui fera
quatre de ces verres.

En faisant observer le régime que j'ai indiqué
cidessus, et avec cette boisson, j'ai guéri des
hydropiques auxquels la ponction avait déjà été
faite. Mais je préviens que la guérison ne sera
pas de longue durée, si la personne qui a été
attaquée pour excès, recommence son train
de vie.

L'effet de la boisson indiquée, est de faire
couler abondament les urines.

Si l'on ne peut se procurer des courges, l'on
prendra une plus grande quantité d'infusion de
poudre de racines de poireaux; ou celle de noi=
settes de Provence que j'ai indiquée, *page* 24,
qui, quoique très simple, produit un effet sur=
prenant.

Indépendament du régime et des remèdes cidessus, il faudra faire, sur le corps, les cuisses et les jambes du Malade, des frictions avec une flanelle chaude, enfumée auparavant avec de la graine de Genièvre brûlée, comme je l'ai dit, *pages* 16 *et* 17. Il se tiendra dans un air doux et sec et prendra un exercice modéré, ne futce qu'en se promenant un peu, de tems en tems. Enfin il tàchera de s'égayer un peu, parce que le chagrin et l'inquiétude sont très contraires à cette Maladie.

Des Panaris.

Ce mal redoutable, qui prend ordinairement à l'extrémité d'un doigt, et qui fait croire que l'on a été piqué et qu'il reste une épine, a souvent les suites les plus funestes, lorsqu'il est mal traité par un Chirurgien ignorant, ou des personnes qui en ignorent le remède.

Si, dès les commencemens, lorsque l'on sent une douleur sourde, avec un léger battement, l'on trempe le doigt dans du bouillon le plus chaud qu'il est possible de l'endurer, ou simplement dans de l'eau chaude, à plusieurs reprises, le mal se dissipe par cette espèce de bain chaud qui ouvre les pores et attendrit les callosités de la peau.

J'ai vû un grand nombre de personnes soi=
gnées par des Chirurgiens de Campagne, perdre,
non seulement le doigt, mais quelque fois le
bras entier, pour leur sauver la vie!

Lorsque ce mal n'a pas été prévenu par le
remède simple de le plonger dans le bouillon,
ou l'eau plus que tièdes; voici un onguent par=
fait, pour le mettre le plus promptement possi=
ble à suppuration, seul moyen de le guérir.

Prenez une poignée d'Oseille de jardin, ou
sauvage.

Gros comme un petit oeuf de sain doux, ou
graisse de cochon.

Enveloppez les dabord dans quelques feuil=
les de cardes poirées, ou blettes de jardin.

Enfin dans une feuille de papier, que vous
lierez avec du fil.

Mettez cuire le tout sous la cendre chaude,
pendant une bonne heure.

Otez le papier et mêlez bien tout le reste
ensemble; couvrez de cet onguent, ou cataplas=
me, toute la partie attaquée, et même tout le
doigt. En quelques jours la peau deviendra
blanche à l'endroit où le pus doit sortir; on la
percera avec des ciseaux bien pointus, ou un
canif, en prenant garde d'enfoncer trop avant.
Je conviens qu'il faut un peu d'habitude pour

bien connaître le moment de faire l'ouverture ; mais on peut juger qu'il est tems, lorsque l'en= flure est moins dure, et que la douleur est pres= que insupportable, et il serait dangereux d'at= tendre que le mal perçât de lui même.

Faites l'ouverture plûtôt trop grande que pas as= sez, et lorsque le pus est sorti, cessez l'usage de l'onguent précédent, et mettez à la place, du jaune d'oeuf mêlé avec de la thérébentine ; ce nouvel onguent attirera au déhors un germe, ou *Bourbillon*, qui se trouve dans le mal, et qu'il est absolûment nécessaire de faire sortir. Il rétablira aussi la recrue des chairs et le réta= blissement du doigt, trés promptement.

Je dois prévenir que pendant les commen= cemens du panaris, avant la suppuration, il est important de se priver de viande, de nourirture échauffante, de vin et de liqueurs fortes, et de se mettre à la tisane d'orge, ou de chien=dent, avec un peu de Réglisse, pour toute boisson ; car ce mal entraîne presque toûjours la fiévre, et toute fiévre demande la diète.

Des Clous ou furoncles.

Les clous, furoncles, ou Tumeurs qui sur= viennent en différentes parties du corps, qui font beaucoup souffrir, et qui se terminent pres= que toûjours par la suppuration, sont quelque

fois un bienfait qui sauve d'une maladie consi=
dérable ; quelque fois ils indiquent un vice dans
le sang, ou dans le tempérament, ou sont la
suite de quelques excès.

Si la tumeur qu'ils occasionnent, et la dou=
leur qu'ils font souffrir, sont considérables, il
faut se mettre au régime indiqué à la fin de
l'article précédent, et en même tems appliquer
sur le mal, le même onguent que pour le pa=
naris, puisqu'il s'agit d'attirer la suppuration le
plutôt possible.

On pansera également l'abscès, lorsque l'on
reconnoîtra qu'il est à sa maturité, et quand
le pus sera sorti, on se servira du mélange
d'un jaune d'oeuf avec la Thérébentine, qui
fera sortir, ou du moins attirera le germe ou
bourbillon, qu'il ne faut pas manquer d'enlever,
car sans cette précaution, le clou reviendrait
comme la première fois, comme je l'ai vû chez
plusieurs personnes qui n'ont pas voulu sui=
vre mes conseils.

Des Talures, ou foulures, et des Entorses.

Les Talures et les Foulures sont la suite
d'une meurtrissure, ou de la fatigue extraordi=
naire que l'on a fait éprouver aux mains ou

ou aux pieds, en maniant quelque chose de dur ou de rude, pendant un tems considérable; ou marchant longtems, avec des chaussures du= res et étroites.

J'ai eu une *Talure* à la main, qui m'a fait souffrir les douleurs les plus cruelles, pour avoir voulu battre une aire de grange, avec un battoir, dont le manche me donnait un contre coup dans la main, chaque fois que je frappais, n'étant point accoutumé à ce travail. Plus la paume de la main est dure et calleuse, et la plante des pieds raccornie, pour ainsi dire; plus la talure fait souffrir et perce difficilement pour suppurer.

Si l'on s'apperçoit donc à tems que l'on soit menacé de ce mal, il faut, comme pour le Pa= naris, mettre le pied ou la main dans l'eau chaude pendant quelque tems, et à plusieurs reprises; mais si le mal augmente, ainsi que la douleur, il n'y a point d'autre remède que le cataplasme, ou l'onguent de graisse de cochon, d'oseille et de *Blette*, que j'ai indiqué pour le Panaris, et le même traitement.

La cause de ce mal, qui est quelque fois effraiant et très dangereux, est une chair meur= trie qui n'a pû se rétablir et qui tombe néces= sairement en suppuration, pour être remplacée

par une nouvelle ; or cette réparation extra=
ordinaire nepeut avoir lieu sans faire éprouver
les plus grandes douleurs ; il est donc essentiel
d'avancer la suppuration le plus promptement
qu'il est possible.

. Quand aux foulures qui sont des espèces
d'Entorses, et qui sont occasionnées par le frois=
sement considérable des os, des nerfs, ou des
articulations, dans une chûte ou secousse vio=
lente ; pour se guérir il faut frotter toute la
partie foulée, plusieurs fois par jour, avec un
mélange d'Eau de vie et de savon blanc mêlés
ensemble, et appliquer sur le mal, plusieurs
doubles de linge trempés dans ce mélange, pen=
dant qu'il est chaud ; couvrir le tout d'une
compresse séche, avec une bande pour le con=
tenir en place, et se tenir parfaitement tran=
quile pendant quelques jours.

Les Entorses proprement dites, qui sont
occasionnées par une fausse position du pied,
de la main, etc. en tombant, ou en faisant un
travail pénible, ou même en glissant et voulant
se retenir ; le meilleur remède, si l'on avait
assez de présence d'esprit pour l'emploier, se=
rait de rester tranquile, aussitôt que l'on s'apper=
coit du mal ; on serait sûr qu'en vingt quatre
heures on serait guéri, surtout en appliquant
dessus, un linge trempé dans le mélange d'eau
de vie et de savon ; mais on fatigue le membre

froissé, de cent manières différentes ; et alors il faut au moins six semaines pour le rétablir.

Les habitans du Val d'Ajou ont une graisse excellente, qui se vend dans les grandes villes, mais dont je ne connais point la composition.

Quand au remède, qui consiste à mettre dans l'eau fraîche, le membre froissé, il n'est bon que quand le mal est très léger et quand on l'emploie sur le champ.

Lorsque l'Entorse dégénère en Rhumatisme, c'est à dire, que les douleurs reviennent à certaines époques, par exemple dans les tems pluvieux ; ce qui fait dire vulgairement, que l'on a un *Baromètre* ; il faut faire des frictions avec la fumée de Genèvre, comme je l'ai indiqué Pages 16, 17. ou employer les bains Sudorifiques dans les feuilles d'Yeble ; voiez page 18.

Des suites de Chûtes et de Meurtrissures violentes.

Si Dans une chûte ou une Meurtrissure violente, on a quelques os brisés, ou déplacés, il est absolûment nécessaire d'appeller un Chirugien, pour les rétablir ; mais indépendamment de ce malheur, il peut arriver que l'on ait reçu intérieurement un contre coup, un déchirement, ou une meurtrissure qui aient rompu quelques vaisseaux, et occasionné une extravasion de sang considérable.

Un Voiturier revenait de nuit après avoir bû beaucoup de vin. Il s'était endormi sur sa voi= ture, et ses chevaux ayant quitté le chemin, le firent verser sur la pente d'un côteau. Il se trou= va pris sous sa voiture, et personne ne pouvant venir à son secours, il fit un effort si prodigieux, qu'il se dégagea, n'ayant aucun os brisé, mais cet effort lui fit rompre quelque vaisseau dans le corps. Il resta pendant plusieurs jours sans pouvoir se remuer, et l'on était persuadé qu'il avait des côtes d'enfoncées, cependant cet acci= dent n'avait pas eu lieu.

Je lui fis prendre le remède suivant, et en deux jours il fut guéri, après avoir uriné con= sidérablement de sang presque tout pur.

Prenez une poignée de tiges de Morelle en arbre, coupées par morceaux ; ôtez en la sur= peau ou épiderme, et écrasez un peu le bois avec un marteau ; mettez infuser dans une bou= teille, ou demi pot de vin blanc.

Faites prendre de cette infusion au Malade, quatre fois par jour, plein un gobelet ordinaire.

Il observera un régime proportionné à la force du mal, en buvant de la tisanne, et ne mangeant point de viande.

Comme bien des personnes ne connaissent pas la plante dont je viens de parler, quoiqu'elle soit très commune, je dois en donner une petite description.

La Morelle en arbre s'appelle aussi : *Douce-amere*, *Vigne sauvage*, *Vigne de Judée*, et *Toute bonne*. Elle croît le long des ruisseaux, des fossés et des haies; ses tiges sont minces, longues de cinq à six pieds, rampantes sur la terre, ou grimpantes sur les haies, les buissons et même sur les arbres qu'elles rencontrent. Ses feuilles longues et pointues ressemblent à celles de la Morelle ordinaire. Le bois est d'un goût doux et amer, d'où lui vient son nom. Ses fleurs sont d'un bleu tirant sur le violet, et son fruit, ou ses baies sont ovales et rougeâtres.

Des Hémorragies, ou Pertes considérables du sang.

Je ne veux point parler ici des pertes de sang considérables qui ont lieu dans certaines Maladies, et qu'il serait souvent imprudent et dangereux d'arrêter, à moins qu'elles ne durent trop longtems et qu'elles n'affaiblissent trop le Malade.

Je parle premièrement des saignemens par

le nez, naturels, ou causés par quelque accident, comme chûte ou contusion à la tête, et dans ces cas même, il est bon de laisser couler le sang pendant quelque tems.

Deuxièmement, il peut arriver qu'en se faisant une coupure ou une blessure considérable, l'on ouvre une artère ou grosse veine, et que faute de Chirurgien, on se trouve exposé à perdre une quantité trop considérable de sang, et même la vie.

Le remède le plus prompt et le plus sûr, dans ces deux cas, est l'Agaric de chêne, dont chaque ménage devrait avoir une provision.

C'est une espèce de Champignon gros, arrondi en forme de sabot de cheval, qui vient, attaché par le côté, sur le tronc des vieux Chênes, des Noyers et de plusieurs autres arbres; c'est en un mot le Champignon avec lequel on fait l'Amadou. Voici la manière de l'employer pour arrêter le sang.

Si l'on éprouve un saignement de nez trop considérable, et qu'après l'avoir supporté assez longtems pour s'appercevoir que les forces s'affaiblissent, et que c'est réellement une incommodité nuisible, et non un écoulement salutaire; on prendra de l'Agaric en poudre et l'on en fera inspirer fortement par le nez au Malade, comme

s'il prenait avec effort, une grosse prise de ta=
bac; on le fera recommencer, s'il est nécessaire.

Un jeune homme voulant se cacher d'un au=
tre qui le poursuivait, entra brusquement dans
une carcasse de bois couverte d'étoffe; une tra=
verse qui se trouvait en dedans, et qu'il ne pou=
vait voir, le frappa au dessus du nez, en bas du
front; il lui prit sur le champ une Hémorragie
ou saignement si considérable, et si continuel,
que ses forces s'affaiblissant à vue d'oeil, on
crût qu'il allait périr, et le Chirnrgien du village
lui administra en vain ses secours. Aussitôt que
j'en eus connaissance, je lui fit prendre deux
prises de poudre d'Agaric, qui firent cesser à
l'instant son saignement de nez.

Si l'on a eu le malheur de se couper une ar=
tère, ou grosse veine, il faut appliquer sur la
plaie, à l'ouverture de la veine, un morceau
d'Agaric, ou Amadou, le plus spongieux, c'est
à dire le plus velu que l'on pourra trouver, comme
quand on lui veut faire prendre promptement
feu, en battant le briquet. Sur ce morceau on
en mettra un autre plus grand, et l'on contien=
dra le tout avec une compresse et une bande de
linge, comme sur une saignée.

Je viens de dire que l'on se sert d'Amadou
en pareil cas, mais il ne doit servir qu'à défaut
d'Agaric préparé exprès pour les pertes de sang,
et voici la manière dont cela se fait.

On coupe , sur les vieux Chênes, l'Agaric aux mois d'Août et de Septembre ; on en ôte tout ce qui est dur, dessus et dessous, et l'on bat avec un marteau, la partie tendre, dont on fait des morceaux plus ou moins épais, qui peu= vent se déchirer aisément avec les doigts, sur= tout quand on les a bien maniés.

Cet Agaric est difficile à mettre en poudre, mais tous les Apothicaires en tiennent du tout préparé.

La vertu de ce Champignon consiste à retré= cir l'ouverture de la veine rompue ou coupée ; mais quand c'est malheureusement un vaisseau trop considérable, il faut une ligature, qui ne peut être faite que par un Chirurgien.

Des Hémorroïdes.

Je n'entreprendrai point d'entrer dans tous les détails qui concernent cette incommodité, ni sur les causes qui la produisent ; je remarque= rai seulement qu'elles affectent des personnes qui ont précisément suivi le même régime de vie que d'autres, qui en sont exemtes. Cependant il est certain que leur attaque annonce un échauf= fement et un épaississement du sang, qui cause l'engorgement des vaisseaux hémorroïdaux pla= cés à l'entrée de l'Anus.

Les habitans des campagnes sont peu sujets aux Hémorroïdes, qui n'incommodent guerres que les personnes sédentaires, les joueurs, ceux qui font bonne chère, ou qui prennent des bois= sons échauffantes. Cependant, comme les ou= vriers mêmes abusent souvent des alîmens qu'ils peuvent se procurer; qu'ils boivent avec excès du vin et de l'eau de vie, et qu'ils s'échauffent en travaillant, il n'est pas rare d'en trouver qui soient attaqués de cette cruelle maladie.

Lorsque les Hémorroïdes sont fluentes, je pense qu'il serait dangéreux d'en arrêter l'écou= lement; mais il faut se mettre à un régime op= posé à celui qui les a causées ; cesser pour quel= que tems l'usage de la viande, des ragoûts, du caffé, du vin et des liqueurs. On boira beau= coup de tisanne de Chiendent et de Réglisse ; du petit lait et autres boissons raffraîchissantes, et l'on ne prendra qu'un exercice modéré.

Lorsqu'elles ne fluent pas, mais qu'elles font gonfler les vaisseaux où le sang est retenu, il faut chercher dans quelque ruisseau, ou fossé plein d'eau, une plante de Scrophulaire aquati= que, que l'on appelle aussi: *Bétoine d'eau*, et *herbe du Siège*.

Les tiges de cette plante sont hautes de deux ou trois pieds, grosses comme le petit doigt,

carrées, rougeâtres en certaines places, et vertes dans d'autres; ses feuilles sont à peu près
semblables à celles de la Bétoine, mais beaucoup
plus grandes. Sa racine est grosse et informe;
c'est elle dont on se sert pour la guérison des
Hémorroïdes, soit en les portant simplement
sur soi; soit en la pilant et l'appliquant sur le
mal, avec un mélange d'huile de Chenevis,
en forme de cataplasme, que l'on retient avec
une compresse et une bande.

Si l'on ne peut se procurer de cette plante,
qui est fort rare dans bien des pays; on prendra
des feuilles de grande Joubarbe, que l'on appelle
mal à propos Artichaut sauvage, parce qu'avant
de monter en graine, elle ressemble en petit,
à une tête d'Artichaut.

Cette plante croit sur les vieux murs et sur
les toits des vieilles chaumières. Ses feuilles
sont épaisses, charnues et tendres. Elle pousse
une tige haute d'environ un pied, droite, rou-
geâtre et garnie de feuilles semblables à celles
d'en bas, mais plus pointues. Ses fleurs sont
d'un rouge violet, ou pourpre.

Prenez une poignée de feuilles; pilez les et
exprimez en le suc ou jus au travers d'un linge,
et mêlez le avec partie égale d'huile de Chenevis.
Une cuillerée, tant de l'un que de l'autre est

suffisante , et peut servir plusieurs fois à plu=
sieurs personnes.

Vous tremperez un peu de linge fin ou un
peu usé dans ce mélange, et vous l'appliquerez
sur le fondement, en l'y maintenant avec une
compresse et une bande pardessus.

Ce remède a soulagé et guéri les Hémorroï=
des les plus douloureuses et les plus opiniàtres.

De la Chûte du Fondement.

Il n'y a guerres que les Enfans qui soient
sujets à la Chûte, ou sortie du fondement, ou
Anus, qui a lieu par la faîblesse des muscles
de cette partie, et surtout lorsque les enfans
sont constipés.

Mais à quelque âge que cette incommodité
arrive, voici un remède aussi simple que sûr
pour raffermir cette partie.

Prenez des feuilles d'Hysope.

De Sauge.

De Lavande.

De Myrthe.

De chaque une poignée.

Faites bouillir pendant une heure dans du
gros vin rouge.

Exprimez, ou pressez un peu ces feuilles

entre les mains, pour en faire sortir la plus grande partie du vin, et appliquez en, pendant qu'elles sont tièdes, sur le fondement, en les y contenant avec une compresse et une bande par= dessus. Renouvellez ce cataplasme le matin et le soir, pendant huit jours.

De quelques accidens qui peuvent arriver aux femmes en couche.

Quoique je ne me sois jamais mêlé de ce qui regarde les femmes en couches, j'ai retenu ce que j'en ai entendu dire à ma mere, qui avait des talens marqués pour soulager les femmes, dans cette circonstance critique et interessante.

On se gardera bien de donner aucuns remè= des échauffans, tels que la Thériaque, le Saf= fran, de l'eau de vie brûlée, ou autres liqueurs fortes; toutes ces choses sont presque mortelles.

Lorsque le lait se durcit dans les seins, on applique dessus, un cataplasme de Seneçon bouilli dans du lait; ou de l'herbe de Cigue bouil= lie pendant quelques minutes, dans de l'eau, et un peu pressée avant de l'appliquer. On recom= mencera ces cataplasmes trois ou quatre fois par jour.

Si la femme en couche a été réfroidie, soit

pour avoir été découverte dans son lit, soit pour s'être exposée trop tôt au grand air, ou dans une chambre humide, ou mal saine, et que la suite des couches en soit arrêtée; il faut prendre du cresson d'eau, le faire cuire dans du lait, et le lui appliquer sur le ventre, entre deux linges.

Un excellent remède encore, c'est de frotter d'ail le dedans d'un plateau, ou écuelle de bois, de le faire bien chauffer, et de l'appliquer tout chaud, (sans cependant qu'il puisse brûler) sur le ventre de la femme, en le contenant dans cet= te position, et recommençant, s'il est nécessaire.

Lorsque les couches sont suivies d'une fiè= vre, que les Médecins nomment: *Fièvre Puer= perale;* c'est à dire *fièvre d'accouchée*; qui n'est cependant pas la fièvre de lait proprement dite, mais une fiévre particulière extrêmement dangereuse; faites prendre à la Malade, un de= mi gros, ou trente grains d'Ypécacuana en poudre, dans de l'eau tiède, ou du bouillon. On peut même en donner jusqu'à quarante grains.

L'évacuation que ce remède simple, qui se vend chez les Apothicaires, produit, sauve la Malade, et c'est même le seul qui soit efficace en pareil cas.

Pour guérir les bouts des seins écorchés, ou entamés, on se servira de la toile préparée, dont j'ai donné la composition, *Page* 32. ce remède est souverain, et a toûjours produit le meilleur effet.

Des Écoulemens aux Jambes.

Les personnes replettes, lorsqu'elles sont parvenues à un certain âge; celles qui sont sédentaires; les Buveurs, ou ceux qui font trop bonne chère, sont ordinairement sujets à quelque écoulement aux jambes, surtout lorsqu'elles ont reçû quelque blessure qui a été négligée.

Si l'écoulement est décidé, et qu'il dure depuis quelque tems, il faut bien se garder de chercher à l'arrêter sur le champ; c'est une espèce de bénéfice de la Nature, qui purge, par ce moyen, un corps rempli d'humeurs, qui pourraient occasionner une maladie mortelle.

On sait que les vieillards, qui ont de pareils écoulemens, meurent peu de tems après qu'ils ont cessé, même sans avoir emploié de remède.

Il faut donc commencer par se mettre à un régime qui consiste à se priver d'alimens trop nourrissans. On mangera, par préférence, du bouilli le matin, et un peu de rôti, le soir. On ferait même bien de se priver entièremement de viande, pour ne prendre que des légumes accomodés tout simplement; on boira peu de vin, mais de quelque tisane légère, de Guimauve, de Pimprenelle, ou autre, pendant plusieurs semaines.

Lorsque l'on croira pouvoir faire cesser l'écoulement sans danger, c'est à dire que la personne incommodée se sentira bien portante, moins lourde, aura bon appétit, et que ses jambes n'enfleront plus, ou très peu; on fera guérir la plaie où se fait l'écoulement, en y appliquant un morceau de la toile préparée, indiquée Page 32, que l'on renouvellera jusqu'à guérison.

Mais il faudra prendre, deux fois par année, dans les mois de May et de Septembre, tous les matins, pendant quinze jours, un verre de jus des herbes suivantes,

Prenez des feuilles de Cerfeuil.

De Chicorée sauvage.

De Cresson d'eau.

De Bourrache.

De Buglose; *de chaque, partie égale.*

On pilera toutes ces herbes ensemble et l'on en exprimera le jus, soit avec les mains, soit au travers d'un linge.

On fera cette opération, dés le soir de la veille, pour laisser reposer le jus dans quelque vase, jusqu'au lendemain matin où le malade le prendra.

Il usera aussi d'une tisane de Racine de Patience, pendant les quinze jours où il pren= dra le jus d'herbes, à raison d'un gobelet par jour, environ une demi heure aprés le verre de jus.

Cette précaution est nécessaire, non seule= ment pour empêcher l'écoulement de revenir, mais pour prévenir les accidens fàcheux que sa cessation pourrait occasionner.

Une personne avait fait un effort si consi= dérable pour se retenir, en glissant, qu'il s'é= tait fait un déchirement au bas de sa jambe ; soit que cette plaie eut été mal soignée, ou que la personne fût remplie d'humeurs, étant fort replette, il se forma un écoulement à la partie blessée, qu'elle fit enfin tarir par la ci= catrisation totale de la plaie.

Quelques Mois après la guérison, il prit des évanouissemens assez multipliés, à cette per= sonne, pour donner lieu de penser que c'était des attaques d'apoplexie ; cependant les symp= tomes n'étant point les mêmes, puis qu'elle tom= bait comme endormie, sans aucunes convul= sions, on ignorait le traitement convenable, lorsque la plaie se rouvrit, et l'écoulement ayant repris son cours, les évanouissemens cesserent.

Il fut donc clair que le mal ne venait que d'avoir fait cesser trop tôt, et sans avoir pris de précautions, un écoulement salutaire.

On finit donc par où l'on aurait dû com=mencer; La personne en question, se mit au régime; la plaie se referma, et les évanouisse=mens ne revenaient plus, au moyen des jus d'herbes, que j'ai indiqués; Mais ayant voulu les cesser, après deux ans, les évanouissemens revinrent, et ce n'a été qu'en continuant, qu'ils ont cessé, quoique l'écoulement n'ait plus eu lieu.

Je le répète, rien n'est si dangereux que de supprimer une évacuation ou une éruption quelconque; ne contrarions jamais la Nature, mais aidons la, dans ses opérations, et tout ira bien.

Des Maux de Dents.

Il est impossible à aucun Médecin ou Chi=rurgieu, de rétablir ou de rendre saines, les dents gâtées ou pourries; le plus sûr remède est donc de les arracher.

J'ai cependant appaisé la douleur qu'elles occasionnent, avec le remède que je vais indi=quer; mais elle reprend ordinairement.

Je parle donc ici des maux de dents qui surviennent, soit parceque l'on est échauffé, soit pour avoir eu froid, ou pour toute autre cause que leur corruption.

Dans le courant du mois de Septembre, cou= pez des têtes de Chardon à Bonnetier, ou à Foulon, ou à Carder; en un mot du Chardon qui porte une tête hérissée de longues pointes ou piquants.

Fendez ces têtes du haut en bas, et, dans presque toutes, surtout dans les plus grosses, vous trouverez un petit vermisseau que vous jetterez dans une fiole pleine d'esprit de vin, ou d'eau de vie, pour le conserver au besoin, et ne manquez pas d'en faire ainsi une petite provision.

Lorsque vous voudrez appaiser la douleur des dents, écrasez un ou plusieurs de ces vers, avec un peu d'esprit de vin, ou d'eau de vie, dans lequel vous les conservez, et avec un petit linge, ou petit morceau d'éponge, frottez la dent et la gencive où est le mal, et laissez quel= ques moments sous la dent le petit morceau imbibé de liqueur. Si c'est un mal de dents ordinaire, en quelques minutes la douleur sera passée. J'ai même éprouvé bien des fois que la liqueur seule dans laquelle les vers ont infusé, suffit pour guérir, sans y ajoûter le ver écrasé, qui pourrait peut être dégoûter quelques per= sonnes, quoi qu'il ne soit pas plus gros qu'une mîte, ou ver de fromage.

Je dois même dire qu'à défaut de vers, lors= que le mal de dents provient d'être échauffé, il faut se mettre au régime, prendre des lavemens et des bains de jambes dans l'eau tiède; la sai= gnée même est quelque fois nécessaire.

Si le mal de dents vient, au contraire, d'a= voir éprouvé un froid considérable, en voya= geant, par exemple, par un vent impetueux, pendant l'Hiver; ou de quelques vents coulis dans une chambre mal fermée; un excellent re= mède, c'est de bien chauffer la joüe du côté attaqué, et d'y entretenir la chaleur avec une étoffe de laine ou de coton chauffée et appliquée dessus en plusieurs doubles.

Enfin, si c'est un Rhumatisme qui cause le mal de dents, il faut prendre une bonne poignée de la seconde peau de Sureau; l'appliquer sur le bras au dessus du coude, du côté opposé aux dents qui font souffrir, et l'envelopper d'un linge. Après quelques heures de cette applica= tion, on regardera s'il est levé quelque ampoule, que l'on percera pour en faire sortir la sérosité; on remettra la même pelure, ou de la nouvelle, jusqu'à trois fois, et l'on sera guéri. Ce remède paraîtra singulier à bien des personnes ; mais l'expérience fera taire les critiques.

En général les maux de dents, et surtout leur carie, viennent du peu de soin que l'on met à les nettoyer. Une excellente pratique consiste à éssuier, tous les matins, avec un linge, la sueur qui se trouve derrière les oreilles, et à frotter ses dents du haut en bas, et non pas en travers.

Pour les blanchir je me sers tout simplement d'un peu d'Émeril mis en poudre très fine, avec lequel on frotte les dents, en le mettant sur un petit linge, et nettoyant ensuite avec une petite brosse trempée dans l'eau tiède ou dans de l'eau de vie.

Des Hernies ou Descentes.

Le dixième des hommes étant attaqué de cette incommodité, particulièrement dans les campa= gnes, où les travaux pénibles, les efforts pour soulever de lourds fardeaux, et les cris presque continuele qu'il faut employer pour chasser les chevaux et le bétail, exposent presque conti= nuellement le peuple à être ce qu'il appelle *rompu* ; je crois rendre un service très impor=

tant, en apprenant une manière simple de con=
tenir les Descentes, sans gêner dans le travail,
et sans dépense considérable; et de les faire
rentrer promptement, lorsque par quelque effort
considérable, elles sont sorties avec gonflement
et durcissement, sans qu'il soit nécessaire de
faire l'opération extrêmement dangéreuse et dif=
ficile, d'ouvrir le ventre au malheureux patient.

J'ai donc imaginé un ressort d'acier extrê=
mement simple, formé en spirale, ou coquille
d'Escargot, dont les replis ou contours applatis,
peuvent rentrer l'un dans l'autre en les pressant.
Le côté d'en bas, qui sera le plus large, aura
environ deux pouces et demi, de déhors en de=
hors, pour se rétrécir à un demi pouce par le
haut. Trois tours de cette spirale, ou volute
en Escargot, suffisent, et pour leur donner la
trempe, il faut les écarter d'environ un pouce
et demi.

Sur le dessus, ou petit bout de la volute, on
rivera une petite plaque de tole, ou fer très
mince, ronde, un peu bombée, et de deux pou=
ces et demi, ou environ, de diamètre, cest à
dire de même grandeur, que le bas du ressort.

On place ce ressort dans un petit morceau
de bois tourné, un peu creusé en dedans, et
ayant un bouton plat en dehors. Sa forme est

presque celle d'un gros Champignon, dont le dessus de la tête serait un peu creusé à plat, jusques près des bords, et la queue raccourcie et formée en bouton de culote.

Le tour de la tête du Champignon doit être creusé en goutière, ou petite gorge.

Faites un petit coussin ou pelote ronde et applatie, avec deux morceaux ronds de vieille toile, entre lesquels vous mettrez du crin, (préférablement à de la laine) que vous y re= tiendrez par une couture faite à l'entour.

Posez le bas du ressort sur le creux du mor= ceau de bois tourné en Champignon ; ensuite le petit coussin, ou pelote, sur la plaque mince rivée sur le haut du ressort ; couvrez le tout d'un morceau de peau douce, dont vous cole= rez les bords, avec de la colle d'amidon, ou de farine, et que vous lierez sur la gouttière, ou petite gorge creusée autour du bord du morceau de bois, avec du fil ciré, ou du petit fil de fer bien recuit ; par ce moyen la ligature se trou= vera enfoncée, et, si c'est du fil de fer, il ne raccrochera point.

On sent que tout ce petit assemblage, doit former une espèce de pelote ronde dans son pourtour, et un peu bombée, sur le replat ; et que le ressort caché dedans, pousse continuel=

lement la petite pelote de crin et la peau qui la couvre en dehors.

Si donc, par le moyen d'une ceinture de peau, ou de toile douce, dans laquelle on fait une boutonniere, on applique ce ressort contre l'endroit par où s'échappe la Descente, il l'em= pêchera de sortir, soit que l'on se baisse, soit que l'on se relève.

On serre la ceinture, par le moyen d'une petite courroie cousue à un bout, avec une boucle à l'autre, ou de quelque autre manière.

La seule objection que l'on m'ait faite, c'est que la ceinture, surtout quand elle est étroite, fait tourner le bouton où est le ressort. Dans ce cas, ou il faut faire la ceinture plus large, ou il faut faire, avec de la peau douce, ou du linge, un petit cuissard étroit, qui sera retenu par derrière, à la ceinture, de manière qu'il pui= sse glisser dessus; et qui passant entre les jam= bes, viendra se boutonner pardevant, sur la queue ou bouton du morceau de bois, dans le quel est le ressort. Par ce moyen le ressort sera contenu solidement sur la Descente, et ne pourra plus tourner.

Mais il n'y a pas besoin de tous cet appa= reil pour les personnes qui portent des cale= çons; une simple boutonnière faite dans la

ceinture, et dans laquelle on fera entrer le bouton, suffira pour le tenir assez ferme con= tre la descente; on aura seulement soin que la ceinture du caleçon serre un peu fort. Il en sera de même pour les personnes qui por= tent basse la ceinture de la culote.

Si l'on se sert de ces deux moyens pour attacher le Bouton, ou Ressort élastique, au lieu de la ceinture particulière, dont j'ai parlé; comme il faudra nécessairement l'ôter de des= sus la descente, lorsqu'on ira à la selle, il faudra prendre garde de la bien faire rentrer, si on l'a laissé sortir, avant de reboutonner le caleçon, ou la culote, en remettant en place le ressort; cet usage ne vaudrait donc rien pour des Enfans qui n'auraient pas l'adresse ni l'attention de prendre les précautions con= venables.

Au surplus l'indication que je viens de don= ner suffira aux personnes incommodées, pour les guider dans le soulagement qu'elles trou= veront avec mon ressort; tout ce que je puis dire, c'est qu'il a été préféré par un Parent trés incommodé, à un Bandage Élastique, qu'il avait payé un Louis d'or.

Pour faire rentrer promptement les Descentes échappées,

Il arrive assez fréquemment que des per=
sonnes incommodées de Descentes, les laissent
sortir. soit en faisant quelque effort considè=
rable, comme en levant un fardeau, ou en
poussant une roüe, un Pressoir, etc. soit en
faisant quelque autre travail pénible.

Le moyen le plus ordinaire, lorsque la des=
cente n'est sortie que depuis quelques momens,
c'est de se coucher sur le dos, d'élever les
genoux, et d'essaier de la faire rentrer en la
pressant avec la main.

j'ai vû des personnes se tenir les pieds en
l'air et appuiées sur leur tête, et le dessus des
Épaules, pour chercher à se soulager, mais
inutilement.

Lorsque la position sur le dos, que j'ai in=
diquée, ne suffit pas, et que la descente, loin
de rentrer, grossit au contraire, et se durcit,
c'est une preuve que les excrémens qui ont
passé avec le boyau, se sont durcis, ou qu'il
y a inflammation. Alors, que le Malade ne
s'inquiète point, et, surtout, qu'il ne fasse,
pas, pour le moment, des efforts inutiles, qui
ne feraient qu'augmenter le mal sans le guérir.

On lui fera donc promptement l'un des Cataplasmes suivans:

Prenez la Valeur de deux poignées de Crot=tes de Mouton, écrasez les dans du lait, faites cuire ensemble, pour les réduire en une espèce de bouillie épaisse, que vous appliquerez entre deux linges sur l'éruption. Ce cataplasme pro=duit ordinairement son effet en un bon quart d'heure ; il amollit tout ce qui est sorti, et alors il est facile de le faire rentrer, en prenant la position et la précaution que j'ai indiquée plus haut.

Ou bien : Prenez une Echevette, ou Eche=veau de fil, qui n'ait jamais été lessivé ; autre=ment *fil crud* ; faites le bouillir dans du vin commun, (le rouge est le meilleur) et appli=quez le tout chaud, aprés l'avoir un peu pressé avec les mains, sur le mal ; il prodnira le même effet que le précédent, mais peut être pas si promtement.

Quelques bons Médecins conseillent, en pareil cas, les saignées et les lavemens ; je ne blâme point cette méthode ; mais comment la saignée ramollira=t=elle ce qui est durci en dé=hors ? Comment les lavemens y auront = ils de l'influence ? J'avoüe que je ne le comprends pas ; si ces remèdes ont produit quelquefois un bon

effets, c'est que le durcissement, ou l'inflamma=
tion n'avaient pas encore lieu. En tout cas, si
je raisonne mal, je réponds du bon effet des
cataplasmes que j'indique

Il est presque impossible de guérir les her=
nies des personnes d'un certain âge, qui les
portent depuis longtems, mais il est facile de
guérir celles des Enfans, en les soignant avec
la plus grande attention, pendant quelques se=
maines ; on leur fera donc porter un petit ban=
dage que l'on visitera plusieurs fois par jour,
pour s'assurer s'il n'est point dérangé, et si la
descente n'est point sortie ; on les empêchera
de se donner trop de mouvement ; on les fera
rester au lit plus longtems qu'à l'ordinaire ;
on s'assûrera, avant de les lever, que tout est
bien rentré, avant de remettre le bandage ;
on appliquera sur la descente, un Emplâtre
composé d'un peu de poix blanche, de Cire
jaune, de Thérebentine, et de jus de Tur=
quette, ou herniaire, mêlés ensemble sur un
feu doux, on étend un peu de cette composi=
tion sur un morceau de peau douce, que l'on
place sous la pelote du bandage, directement
sur la descente, et on le change tous les qua=
tre jours, en remettant de la nouvelle compo=
sition.

Il vaut mieux laisser le bandage quelques semaines de plus, que de l'ôter trop tôt.

Les personnes incommodées de hernies, doivent éviter de faire aucun excès, surtout de vin et de liqueurs fortes.

À l'égard des Descentes qui laissent passer une grande partie des boyaux, et qui sont par conséquent d'une grosseur extraordinaire, sans que l'on puisse les faire rentrer, il n'y a d'autre soulagement que de les faire soutenir par un suspensoire, ou grande bourse proportionnée à la grosseur de la descente, et attachée à la ceinture.

Quelque fois il tombe daus les bourses, une partie de l'Epiploon, ou *Toilette* déchirée, qui y prend un volume considérable, et qui y devient si dure, qu'elle incommode beaucoup. On peut résoudre cette grosseur en faisant bouillir des féves de Marais dans du lait, et les appliquer, en cataplasme, sur les bourses, en les changeant deux fois par jour. Il faut continuer douze et quinze jours, même davantage, s'il est nécessaire, et quand la grosseur sera fondue, on tâchera de faire rentrer toute la partie du déchirement, sans quoi elle reprendrait la même dureté et le même volume qu'auparavant.

Remède pour la Goute.

À moins que la Goute ne soit héréditaire, elle n'attaque que les personnes qui font des excès de débauche, d'yvrognerie et de bonne chère. Il faut donc commencer par se corriger, dès que l'on sent les premièrs attaques.

Lorsque la Goute est invétérée, et qu'elle a causé les ravages que l'on connait, dans les articulations, il est impossible de les rétablir; mais on peut en prévenir, ou en arrêter la con= tinuation.

Un Gouteux doit donc renoncer aux liqueurs fortes, au Caffé, aux Femmes, et à une nourri= ture trop recherchée.

Il prendra, chaque jour, une demi cuillerée, le matin à jeun, et autant le soir en se cou= chant, de l'Extrait suivant :

Prenez quinze livres de petite Absinthe ; faites les bouillir dans dix bouteilles d'eau de rivière, pendant quatre heures.

Passez le tout, en exprimant bien, au travers d'un linge fort, mais clair.

Faites réduire la décoction jusqu'à une bou= teille, ou demi pot, et mêlez y quatre onces de sucre, ou autant de Miel.

On conservera cette espèce de Rob, ou sirop, dans un pot, pour s'en servir au besoin, et le

Malade en prendra habituellement, chaque jour,
la quantité indiqué cidevant.

Tisane pour rétablir l'Estomach.

Les personnes qui ont l'Estomach dérangé,
soit par une Maladie, soit par des excès,
soit par quelque Médecine trop forte, cher=
chent à le rétablir par toute sorte de drogues
et de remèdes, qui ne servent qu'à augmenter
le mal.

Voici une Tisane excellente, quoique sim=
ple, qui a rétabli beaucoup d'Estomachs extrê=
mement affaîblis.

Prenez quatre onces de Riz.

Quinze à vingt grains de Canelle.

Deux onces de sucre.

Lavez dabord le Riz à l'eau bouillante ;
mettez le cuire avec la canelle, jusqu'à ce qu'il
soit crevé, ou en pâte, dans deux bouteilles
d'eau.

Passez au travers d'un linge, et faites y
fondre le sucre.

Le Malade en prendra un gobelet le matin
à jeun, et autant le soir en se couchant, pen=
dant quinze jours.

On sent qu'il faut en même tems se priver
de ragoûts, de liqueurs fortes, de caffé et de

tout ce qui peut nuire à l'Estomach on pour=
ra boire quelques verres de vin rouge, pren=
dre une petite rôtie au sucre, deux ou trois
heures après le verre de tisane, du matin man=
ger une soupe grasse à dîner, avec du bouilli,
et de la volaille, ou de la viande rôtie le soir,
mais en petite quantité.

Le plus grand mal que puissent faire les
personnes dont l'estomach est dérangé, et qui
ne trouvent rien de bon, c'est de se livrer à
tous les caprices que leur inspire leur envie
de manger, comme si elles étaient en parfaite
santé; c'est précisément la multitude de Ra=
goûts bizarres, ou de choses indigestes qu'elles
s'obstinent à manger, en changeant continuel=
lement, sans pouvoir se satisfaire, qui nuit à
leur Estomach, au lieu de le rétablir.

Reméde pour les Pâles couleurs

Prenez deux ou trois onces de Limaille de
fer, et non d'acier, qui ne soit point rouillée;
mettez la infuser pendant quelques jours dans
deux bouteilles de chacune demi pot, de vin
blanc, et faites en prendre à la malade deux
fois par jour, matin et soir

On fera prendre en même tems un exer=

cice modéré, et l'on ne laissera point manger de choses indigestes et nuisibles à l'Estomac, ni prendre une quantité de remèdes différens, qui donneraient une véritable maladie à la personne incommodée, au lieu de la guérir.

Pour les Piqûures d'Animaux vénimeux.

Lorsque les piquures, Morsures d'animaux vénimeux, même celle de la Vipère, prises à tems, c'est à dire que le venin n'est pas passé entierement dans le sang, on applique sur la piqûure, une compresse trempée dans de l'Alkali volatil liquide, que tiennent les apothicaires, et l'on renouvelle cette application plusieurs fois par jour.

Il serait donc trés utile que quelque personne charitable dans chaque Paroisse, eut une fiole de cette liqueur, pour servir au besoin, avec d'autant plus de raison, qu'elle est souveraine dans la Maladie suivante:

Pour la petite vérole.

La petite Vérole n'est point dans le sang, comme le croient bien des personnes, et même des Médecins.

Le siège du mal est dans le tissu cellulaire, et c'est par les pores de la peau, que le venin ou les *Miasmes* de la petite Vérole, s'y insi= nuent, dans les tems où règne cette contagion.

Je n'entrerai point à cet égard, dans une plus longue discussion, parceque je me ferais une querelle, qui ne finirait jamais, si je vou= lais m'y engager.

Je me contenterai d'indiquer, pour soulager les Malades, et empêcher les marques de la petite Vérole, le remède suivant:

Prenez une once d'Alkali volatil en liqueur.

Deux onces de jeune crême.

Une demi once de Cire jaune.

Faites fondre la Cire à part sur un feu doux et mêlez y bien la crême et l'Alkali, pendant qu'elle est sur le feu.

Frottez les boutons ou éruptions, avec la barbe d'une plume à écrire, trempée dans la composition, plusieurs fois par jour; empêchez le Malade de se gratter, ou écorcher; et si l'on croit que la petite Vérole soit de celles qu'on appelle *Malignes*, on fera avaler à la personne attaquée, une cuillerée du même remède, qua= tre fois par jour.

Lorsque les boutons sont tout à fait blancs, et qu'ils commencent à jaunir, il faut les per=

cer plusieurs fois par jour, avec des ciseaux bien pointus, et essuier le pus avec un linge doux humecté d'eau tiède.

Il est absolûment nécessaire d'observer un régime exact, pendant la petite Vérole, en se privant de tout ce qui est trop nourrissant, mal sain, ou échauffant ; toutes les drogues sont per= nicieuses.

Faites boire de la tisane, de l'eau panée, man= ger du Riz et des légumes, des fruits cuits, pren= dre des lavemens, des bains de jambes dans l'eau tiède, surtout dès les premiers jours. On renon= cera entiérement au vin et aux liqueurs fortes.

On évitera de se tenir trop renfermé, ou dans un air trop chad. Une chambre avec un Poële bien chauffé, est mortelle pour une per= sonne attaquée de la petite Vérole. Renouvellez donc souvent l'air de la chambre, et souvenez vous que ce sont les Enfans qui courent les rues pendant qu'ils ont la petite Vérole, qui en sont le moins maltraités. Au surplus, je suppose que l'air du dehors est tempéré au moment de la maladie, et je ne conseillerais pas de s'exposer à un grand froid ; c'est une autre extrémité qui deviendrait nuisible.

Lorsque le danger et l'éruption seront pas= sés, il sera bon de purger le Malade avec une mèdecine douce, comme celle de Manne et de Séné; mais en observant le régime que j'ai in= diqué, cette précaution n'est pas nécessaire.

Des maux de tête.

1. Presque tous les maux de tête sont oc= casionnés par un sang épaissi, ou trop abon= -dant, et par l'usage immodérè d'alimens trop nourrissans et de liqueurs fortes, sans en ex= cepter le vin, puisque les Buveurs sont plus sujets que d'autres, à cette incommodité.

2 La trop grande applicaton au travail, tant du corps que de l'esprit, cause souvent des maux de tête très violens.

3.La douleur de tête peut être occasionnée par le Rhumatisme, par la Migraine, qui n'a= taque que la moitié de la tête, et par une suite de blessure, ou de coup considérable recû à cette partie.

Dans le premier cas, le seul remède est de se mettre au régime, en cessant, non seulement les excès qui ont causé le mal, mais en prenant force tisane de réglisse et de chiendent, des bains de jambes dans l'eau tiède, et des lave= mens d'eau pure médiocrement chaude. On mangera des légumes, ou du poisson, mais point de viande ni d'oeufs jusqu'à la cessation du mal.

Dans le second cas ; on cessera pendant quelques jours, toute application au travail ; on se dissipera en prenant le grand air ; on prendra quatre lavemens par jour, surtout le soir, une heure avant de se coucher, et deux heures après avoir soupé légèrement. On suivra en même tems un régime modéré, en mangeant peu, mais des choses nourrissantes. On boira un peu de vin avec de l'eau ; on peut même prendre un peu de caffé, si le ventre libre n'annonce pas un échauffement intérieur.

Enfin, dans le troisiéme cas, qui est le plus mauvais, il faut observer un régime, et ne point faire d'excès ; mettre sur la tête une com= presse de linge trempée dans l'eau de vie, et pour le Rhumatisme à la tête faire sur le bras un vésicatoire de seconde peau de sureau, que j'ai indiqué, page 85.

CONCLUSION

J'aurais pû grossir ce recueil en le chargeant d'un grand nombre d'observations, et en aug=mentant la description des symptomes de cha=que Maladie, ou incommodité, dont j'ai indi=qué les remèdes; mais le plus grand défaut des Préceptes que l'on donne au Peuple, est de les trop détailler, et surtout de les obscurcir par une foule de termes qui ne font que rebu=ter ceux qui ne les entendent point.

j'ai donc dit le plus sinplement que j'ai pû, ce que je sais et ce que j'ai éprouvé; si l'on cherche un traité complet de médecine; et que l'on soit assez riche pour l'acheter, et assez patient pour le lire, il n'en manque pas chez tous les Libraires, Je n'en critique aucun, mais je sais que ceux qui en ont, et qui veulent en faire usage, se trouvent fort embarassés lors=qu'il s'agit de mettre leurs Recettes en pratique.

Je me garderai bien de faire l'éloge de mon livre; mais si on le juge sur la modicité du volume, je répondrai avec un Docteur spirituel et zélé, qui a souscrit l'un des premiers :

Qand l'ami des Malades ne contiendrait qu'une bonne recette, il vaut vingt batz !

Or j'en donne plus de cinquante, et je les garantis.

A V I S.

Les souscripteurs, ou Acquereurs, qui ne conprendront pas parfaitement la description que j'ai donnée du Bouton, ou Ressort elas= tique, Page. 86. Pourront me consulter à ce sujet, en affranchissant leur lettres; je me soumets à leur donner les éclaircissemens né= cessaires, et méme à leurs fournir un mo= déle au prix coûtant. Je tiens aussi de la toile préparée pour les Coupures, Blessures, Plaies, Ulcères, Brûlures, Engelures et Maux de Seins.

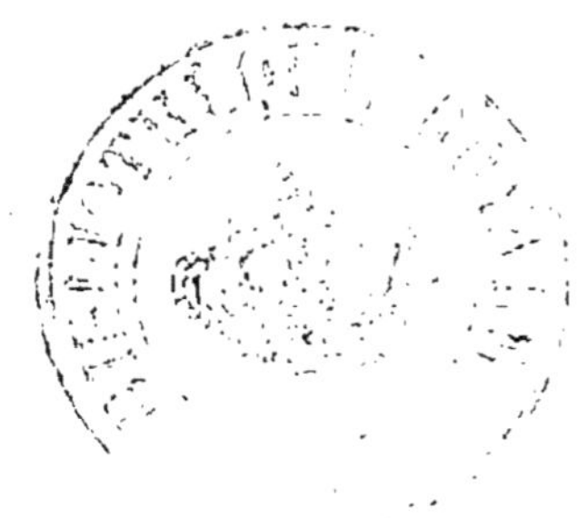

F I N.

TABLE DES MATIÈRES.

FAUTES À CORRIGER.

Page 8 *ligne* 7 Régine *lisez* Régime
13   26 Malades *l.* Malade
28 derniére ligne , et, *ajoútez* pour
42   18 lorsqu'uue *l.* lorsqu'une
46   9 vente *l.* vante
58   14 la *l.* le
65   14 et le rétablissement, *ajoútez*
     et procurera
83   2 Chirurgieu *l.* Chirurgien
86   22 continuele *l.* continuels
92   18 puodnira *l.* produira
93   1 effèts *l.* effet
95   6 premiers *l.* premières
96   2 indiqué *l.* indiquée.